JN163915

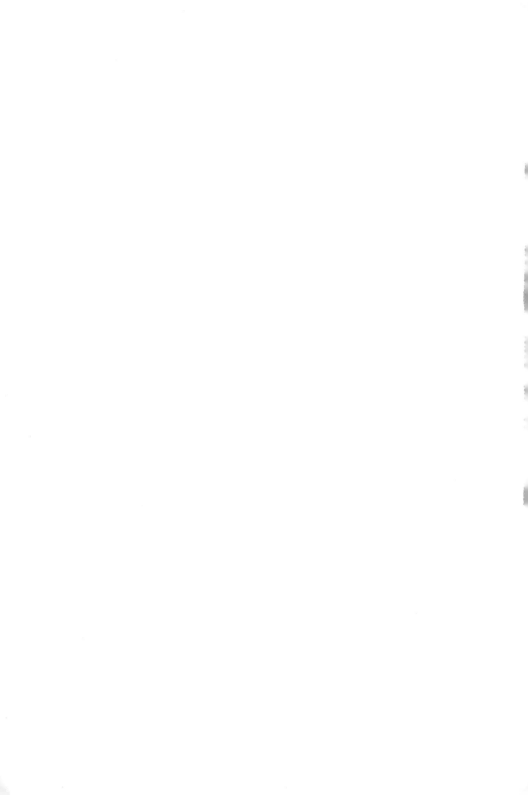

よくわかる IgG4 関連疾患

【編著】
川野充弘
金沢大学附属病院リウマチ・膠原病内科
全　陽
神戸大学大学院医学研究科病理学講座病理診断学分野
佐藤康晴
岡山大学大学院保健学研究科病態情報科学
井上　大
金沢大学附属病院放射線科

中外医学社

執筆者（執筆順）

川野 充弘　金沢大学附属病院リウマチ・膠原病内科病院臨床教授

全　　陽　神戸大学大学院医学研究科病理学講座病理診断学分野
　　　　　病理ネットワーク学部門特命教授

井上　大　金沢大学附属病院放射線科助教

吉田 耕太郎　金沢大学附属病院放射線科助教

佐藤 康晴　岡山大学大学院保健学研究科病態情報科学教授

序

　2007 年の冬，加賀温泉郷にある 1300 年の歴史を誇る風光明媚な山中温泉で，一つの不思議な全身疾患に魅了された医師達が会合を開いた．それぞれの専門分野は，消化器内科，リウマチ・膠原病内科，腎臓内科，呼吸器内科，眼科，病理と全くばらばらで，IgG4 という共通のキーワードのみで結びついていた．旅館の主人が間違えたのであろう．入り口には「IgG4 愛好会御一行様」の垂れ幕が下がっていた．メンバーの主体は，シェーグレン学会の中の分科会であったミクリッツ病研究グループの面々である．どのような免疫学的機序で IgG4 が多量に産生され，この病気を引き起こすのか．白熱した議論は夜中の 3 時過ぎまで続いた．まだ IgG4 関連疾患という統一された病名もなかった頃のことである．

　会合から 10 年が経過し，IgG4 関連疾患という病名は，あっという間に世界中に広まった．これまで特発性後腹膜線維症と診断されていた症例の半分が，いつの間にか IgG4 関連疾患になった．肥厚性硬膜炎の一部も IgG4 関連疾患になった．炎症性腹部大動脈瘤の手術標本にも多数の IgG4 陽性形質細胞浸潤が見つかって，血管外科医も参入した．下垂体炎，心膜炎，前立腺炎など，身体中のあらゆる臓器で IgG4 関連疾患の炎症が証明され，今日では IgG4 関連疾患に侵されない臓器を見つけることの方が困難になった．山中温泉で始まった勉強会は，IgG4 研究会と名前を変え，2017 年には，第 10 回を数える全国規模の研究会に成長した．

　ところが，である．IgG4 関連疾患という病名の普及とともに困った問題が持ち上がってきた．原因不明や分類不能の炎症性病変や，よく知られた ANCA 関連血管炎，多中心性キャッスルマン病などの組織を IgG4 染色すると，IgG4 関連疾患でなくても多数の IgG4 陽性形質細胞浸潤が認められるということがわかってきたのである．その結果，確実に IgG4 関連疾患と診断された症例と IgG4 陽性形質細胞浸潤が認められるだけのあやしげな炎症反応の症例がどちら

もIgG4関連疾患として報告されるようになった．

　本書は，このような現状を踏まえて，IgG4関連疾患に10年以上かかわってきた放射線科医，病理医，内科医が共同して，典型的なIgG4関連疾患の診断的アプローチと臨床経過，間違えやすい類縁疾患の特徴について理解し，きちんと鑑別できるようにと企画されたものである．決して血中のIgG4濃度や組織のIgG4染色に頼りすぎることなく，臨床，画像，病理のそれぞれの所見を総合して診断することの重要性を豊富な症例を通じて伝えることができれば，本書の目的は十分に達成されたものと確信する．

　　　2017年3月

　　　　　　　　　　　　　　　　　　　　　　　　　　　　　　川 野 充 弘

目次

I 総論

1 内科臨床の立場から 〈川野充弘〉 2
- 疫学 ... 3
- IgG4関連疾患の検査所見 ... 3
- IgG4分子の生化学的特徴 ... 5
- 全身症状と臓器病変 ... 6
- IgG4関連疾患の診断 ... 11
- 治療 ... 18
- 悪性腫瘍 ... 19
- IgG4関連疾患は自己免疫疾患か？ ... 20

2 病理診断科の立場から 〈全　陽〉 28
- IgG4関連疾患の病理診断アプローチ ... 28
- IgG4関連疾患の組織所見 ... 28
- IgG4関連疾患で見られない所見 ... 31
- 臓器別の組織変化 ... 31
- IgG4免疫染色 ... 32
- 生検診断 ... 34

3 放射線科の立場から 〈井上　大〉 37
- 膵病変 ... 37
- 涙腺/唾液腺病変 ... 39
- 腎尿路系病変 ... 41
- 動脈病変 ... 42
- 肺病変 ... 43
- 神経周囲病変 ... 44
- 肝胆道系病変 ... 44

II 症例編

1. IgG4関連疾患

CASE 1 胃潰瘍の精査中に画像検査で偶然発見された1例
〈川野充弘，全　陽，井上　大，吉田耕太郎〉50

CASE 2 原因不明の視力障害で発症した1例
〈川野充弘，全　陽，井上　大，吉田耕太郎〉60

CASE 3 長期の寛解経過中にステロイドの自己中断で腎病変が再燃した1例
〈川野充弘，全　陽，井上　大，吉田耕太郎〉74

CASE 4 1型自己免疫性膵炎に対してステロイド維持療法中に大動脈病変が増悪し外科的治療を要した1例
〈川野充弘，全　陽，井上　大，吉田耕太郎〉89

CASE 5 IgG4関連涙腺・唾液腺炎の経過中に膵臓の悪性リンパ腫を発症した1例
〈川野充弘，全　陽，井上　大，吉田耕太郎〉102

CASE 6 高齢発症の糖尿病の精査中に発見された1例
〈川野充弘，全　陽，井上　大，吉田耕太郎〉112

CASE 7 血清IgG4値が正常値を示したIgG4関連唾液腺炎の1例
〈川野充弘，全　陽，井上　大，吉田耕太郎〉122

CASE 8 膵腫大の1例 〈全　陽〉131

CASE 9 悪性リンパ腫との鑑別を要したIgG4関連リンパ節症の1例 〈佐藤康晴〉136

2. 類縁疾患

CASE 10 原因不明の高 IgG 血症，高 IgG4 血症で経過観察中に
リンパ節病変と腎機能低下が出現した
多中心性キャッスルマン病の 1 例
〈川野充弘，全　陽，井上　大，吉田耕太郎〉142

CASE 11 腎盂病変や腎周囲の後腹膜病変，腎実質病変を伴った
多中心性キャッスルマン病の 1 例
〈川野充弘，全　陽，井上　大，吉田耕太郎〉153

CASE 12 多クローン性高ガンマグロブリン血症を伴う
特発性形質細胞性リンパ節症（IPL）の 1 例
〈川野充弘，全　陽，井上　大，吉田耕太郎〉163

CASE 13 間歇熱と体重減少，全身倦怠感にて発症し
後腹膜線維症による水腎症を併発した
多中心性キャッスルマン病の 1 例
〈川野充弘，全　陽，井上　大，吉田耕太郎〉176

CASE 14 嗄声で発症した頸部腫瘤の 1 例 〈全　陽〉186

CASE 15 腸間膜腫瘤の 1 例 〈全　陽〉192

CASE 16 IgG4 高値を示した
形質細胞型キャッスルマン病の 1 例 〈佐藤康晴〉198

CASE 17 IgG4 高値を示した肺キャッスルマン病の 1 例 〈佐藤康晴〉204

CASE 18 IgG4 関連疾患との鑑別を要した
涙腺 MALT リンパ腫の 1 例 〈佐藤康晴〉210

索引 215

I 総論

1 内科臨床の立場から

はじめに

　IgG4 関連疾患(IgG4-related disease：IgG4-RD)は，21 世紀になって初めて認識された慢性炎症性の全身疾患である[1,2]．臨床的には，非常に症状に乏しい疾患であるため，各臓器の専門医により，ミクリッツ病，自己免疫性膵炎(autoimmune pancreatitis：AIP)，後腹膜線維症のように，それぞれ別の病気として認識され，治療されてきた[3]．

　2001 年，信州大学の浜野らは，AIP の血清 IgG4 濃度が他の類縁疾患に比して著しく高いことを報告し[4]，以後，IgG のサブクラスの 1 つである IgG4 が，AIP のバイオマーカーとして注目されるようになった．さらに，2002 年には，同じグループにより，AIP の膵臓や後腹膜に浸潤している形質細胞の多くが IgG4 染色陽性であることが示され[5]，病変部における IgG4 の関与の重要性が示された．

　IgG4 が AIP に関与しているという発見を踏まえて，様々な疾患において血清 IgG4 濃度が測定されるようになった．たとえばミクリッツ病と AIP のように，IgG4 高値の疾患どうしの関連性が検討され，IgG4 関連疾患という全身性疾患の全体像がおぼろげながら見えるようになった．

　IgG4-RD が，AIP という膵臓のみに限局した疾患ではなく，全身疾患であると最初に提唱したのは，都立駒込病院の神澤らである．2003 年に，膵臓以外に肺や骨髄，唾液腺などを IgG4 で免疫染色し，膵臓以外の様々な臓器に IgG4 陽性細胞の浸潤が認められることを示し，「IgG4-related autoimmune disease」という呼称を提唱した[6]．

　その後，2004 年には，腎病変が発見され[7,8]，大動脈周囲病変が続き[9]，ほとんどすべての臓器に病変をきたしうることが明らかにされた．名称に関しては，日本の厚生労働省の研究班により IgG4 関連疾患(IgG4-related disease)と命名され[10]，ボストンの第 1 回国際シンポジウムで，国際的にもこの名称が採

択された[11].

疫学

IgG4-RDは，中高年の男性に好発する[1,2]．1型AIPの平均年齢は67歳，IgG4関連腎臓病の平均年齢は65歳という過去の報告がある．井上らによるIgG4-RD 235例の検討では，年齢の中央値67歳で男女比は4：1であった[12]．

IgG4-RDは，症状に乏しい疾患であるため，有病率は過小評価されている可能性がある．梅原らは，石川県での2003年から2009年までの患者数をもとに，罹患率は10万人に0.28～1.08人，日本の患者数は6,700～26,000人（20年）と試算している[10]．一方，1型AIPの全国調査では，10万人あたり1.4人と推定されている[13]．

IgG4関連疾患の検査所見

IgG4-RDで最も重要な血液検査所見は，高IgG4血症である[4,12]．一般的に，健常人の血清IgG4濃度は通常は135mg/dL以下であり，血清IgG値の3～6%である．対照的に，IgG4-RDでは多くの症例で高値となり，活動期には1,000mg/dL以上の症例もしばしば経験する．また，血清IgG4/IgG比は，IgG4-RDでは通常8%をこえると言われている[14]．200例以上の症例を検討した日本からの報告では，91%が血清IgG4高値であり，中央値は470mg/dLで最高は4,150mg/dLであった[12]．同様に，中国の多数例の検討でも，血清IgG4高値は高頻度に認められている．彼らの118例の報告では，3例を除いてすべての症例で血清IgG4高値であった[15]．一方，欧米の検討では，血清IgG4が正常値を示す症例も多く存在し，血清IgG4高値は，診断の際に感度においても特異度においても十分ではないと報告されてきた[16]．これらの報告は，主としてアメリカからのものであり，アジアと欧米との差が，人種の違いによるものか，対象症例の選び方の問題か，今後の注意深い国際共同研究による検討が必要である．

血清IgG4濃度に次いで，重要で高頻度に認められる検査所見として，高IgG血症がある[17,18]．多くの場合，血清の総蛋白の高値や高ガンマグロブリン血症で気付かれ，IgG4-RD診断の糸口となる．IgG4以外のサブクラスがすべて測定された症例の評価では，IgG4以外に，高IgG1血症が認められることが多かった[16,17]．一方で，IgAやIgMは高値とならないのが特徴であり，これらが

高値をきたすことの多い多中心性キャッスルマン病との鑑別に有用である[19]．

IgG4-RDでは，アレルギー性鼻炎や気管支喘息などのアレルギー疾患を高頻度に合併する[17, 18]．これを反映して，しばしば，高IgE血症や好酸球増多を認める．IgG4関連腎臓病41例の検討では，高IgE血症は，約70％に認めていた[18]．

傷害臓器によって頻度の異なる血液所見として，低補体血症がある．IgG4-RD全体では，10～30％の報告が多いが[20]，IgG4関連腎臓病では，50％以上の症例で低補体血症を認める[21]．低補体血症を伴った場合，多くの症例でC3，C4ともに低下し，Ch50が10以下となる症例もしばしば経験する．さらに，間質性腎炎を伴う症例では，再燃時のマーカーとして補体が有用であり，治療で正常化した補体が再燃時には再び低下したと報告されている[22, 23]．IgG4は，IgGのサブクラスの中で，ほとんど補体の活性化能をもたない唯一のサブクラスである．したがって，IgG4それ自体は低補体血症を引き起こしにくいと考えられてきた．このように，現在までのところ，IgG4-RDにおける補体の役割や低補体血症の発症機序は，解明されていない．

しかし，腎臓の病理所見の評価により，補体が消費されるメカニズムが少しずつ明らかにされつつある．間質性腎炎の合併例では，尿細管の基底膜に補体の沈着が高頻度に証明された[24, 25]．尿細管基底膜には，C3やC1qに加えてIgG4やIgG1の沈着を認めることから[25, 26]，IgG4ではなくIgG1が免疫複合体形成に関与しているのではないかと考えられている．しかしながら，傷害を受けていない尿細管基底膜には補体や免疫グロブリンの沈着は認められず，補体の沈着は，炎症の原因というよりは結果であるとの説が有力である．今後，多数例の経時的な血清補体値のフォローにより，腎臓病以外でも，補体が疾患活動性のマーカーとなりうるかの評価が必要と考えられる．

IgG4関連疾患において高頻度に認められる自己抗体として，リウマトイド因子（rheumatoid factor：RF）がある．RFはIgG4関連疾患の約30％に陽性と言われている[17]．抗核抗体（anti-nuclear antibody：ANA）に関しても，以前には，高頻度に陽性となると言われてきた[17]．しかし，詳細な検討により，陽性例の多くは80倍以下であることが明らかとなった．さらに，ANA高値の症例でも抗Sm抗体，抗RNP抗体のような疾患特異的抗体は，ほとんどの場合に陰性である[21]．IgG4関連涙腺・唾液腺炎では，しばしばシェーグレン症候群との

鑑別が問題とされるが，IgG4-RD では，ごく稀な例外を除いて，抗 SSA/Ro 抗体，抗 SSB/La 抗体はともに陰性である [17]．したがって，抗 SSA/Ro 抗体が陽性で IgG4 高値の症例をみた場合，IgG4-RD とシェーグレン症候群が合併した場合（頻度的には非常に稀）とシェーグレン症候群に IgG4-RD 様の病態が合併した場合の 2 つの可能性が考えられ，注意深く診断する必要がある [27, 28]．同様に，IgG4-RD では，抗好中球細胞質抗体（anti-neutrophil cytoplasmic antibody：ANCA）は一般的に陰性であるが，陽性の場合，ANCA 関連血管炎と IgG4-RD の合併と考えるべき場合と，ANCA 関連血管炎に IgG4-RD 様の病態が合併した場合の 2 つの可能性を考えて診断する必要がある [29, 30]．特に，ANCA 関連血管炎の中でも多発血管炎性肉芽腫症（granulomatosis with polyangiitis：GPA）や好酸球性多発血管炎性肉芽腫症（eosinophilic granulomatosis with polyangiitis：EGPA）では，IgG4-RD 類似の血清 IgG4 高値や組織中の IgG4 陽性形質細胞浸潤を伴いやすいことから，慎重な鑑別が必要と考えられる [31-33]．

IgG4-RD では，ANCA 関連血管炎や多中心性キャッスルマン病とは異なり，炎症反応はほとんどあがらない．赤沈は軽度〜中等度の亢進例が存在するが，血清 CRP 値はほとんどの症例で正常である．

IgG4 分子の生化学的特徴

IgG4 は IgG のサブクラスの中で最も少なく，健常人では IgG の 3〜6％と言われている（表 1）．アレルギーに関係する免疫グロブリンと言われており，養蜂業者において，IgE と蜂毒との反応をブロックし，アレルギー症状を軽減させる遮断抗体としての役割が知られている．

分子の特性としては，免疫グロブリン H 鎖どうしのジスルフィド結合がはずれ，異なる H 鎖と結合する Fab-arm exchange という現象が知られている [34]（図 1）．これは，IgG1，IgG2，IgG3 には見られない現象であり，IgG4 が免疫

表 1 ● IgG のサブクラス

	血清濃度	補体活性化能
IgG1	900mg/dL	++
IgG2	300mg/dL	+
IgG3	100mg/dL	+++
IgG4	50mg/dL	−

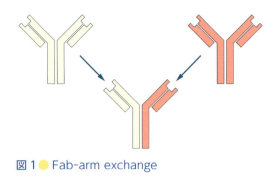

図1 ● Fab-arm exchange

複合体を作りにくいことと関係がある．

全身症状と臓器病変

1. 全身症状の特徴

　IgG4関連疾患は，一般的に症状が乏しく，ゆっくり進行するのが特徴である[2]．診断の10年以上前から顎下腺の腫大に気付かれていた症例も報告されている．また，未治療でも進行性に増悪するとは限らない．経過により，未治療で自然に病変が消失する症例が報告されている[35, 36]．一方で，尿細管間質性腎炎のように，比較的急速な経過で腎機能が低下する症例もある．全身症状として，数カ月で5〜10kgの体重減少や倦怠感を認めることはあるが，発熱はほとんど認めない．臓器別病変に関しては，サルコイドーシスのように，全身のほとんどあらゆる臓器をおかしうる(表2)．それぞれの病変については，2011年のボストン国際シンポジウムで臓器別の呼称が提唱された[37]（表2）．その後，新たに神経，消化管，睾丸／副睾丸，尿管，尿道病変なども報告され，臓器病変の1つとして認識されつつある．以下に代表的臓器病変について概説する．

2. 1型自己免疫性膵炎と硬化性胆管炎

　AIPは1型と2型に分類されるが，本邦ではIgG4が関連する1型がほとんどである[38]．1型AIPはIgG4-RDのprototypeであり，IgG4-RD発見の糸口となった疾患である[39]．臨床的には膵内胆管の狭窄に起因する閉塞性黄疸を主訴とすることが多く，膵炎発作で認められる強い腹痛を呈することはほとんどない[39]．検査所見では，閉塞性黄疸を反映し，ビリルビン，胆道系酵素の上昇

表 2 ● IgG4 関連疾患の臓器病変
(23.～28. は Boston シンポジウム後に明らかとなった病変)

1. 膵臓（type 1 autoimmune pancreatitis）
2. 眼（IgG4-related ophthalmic disease）
    a. 涙腺（IgG4-related dacryoadenitis）
    b. 眼窩（IgG4-related orbital inflammation）
    c. 外眼筋（IgG4-related orbital myositis）
3. 唾液腺（IgG4-related sialadenitis）
4. 硬膜（IgG4-related pachymeningitis）
5. 下垂体（IgG4-related hypophysitis）
6. 甲状腺（IgG4-related thyroid disease）
7. 大動脈（IgG4-related periaortitis/aortitis）
8. 動脈（IgG4-related periarteritis）
9. 縦隔（IgG4-related mediastinitis）
10. 後腹膜（IgG4-related retroperitoneal fibrosis）
11. 腸間膜（IgG4-related mesenteritis）
12. 皮膚（IgG4-related skin disease）
13. リンパ節（IgG4-related lymphadenopathy）
14. 胆管（IgG4-related sclerosing cholangitis）
15. 胆囊（IgG4-related cholecystitis）
16. 肝臓（IgG4-related hepatopathy）
17. 肺（IgG4-related lung disease）
18. 胸膜（IgG4-related pleuritis）
19. 心膜（IgG4-related pericarditis）
20. 腎臓（IgG4-related kidney disease, IgG4-related renal pyelitis）
21. 乳腺（IgG4-related mastitis）
22. 前立腺（IgG4-related prostatitis）
23. 食道・胃（IgG4-related gastrointestinal disease）
24. 副鼻腔（IgG4-related rhinosinusitis）
25. 神経（IgG4-related perineural disease）
26. 尿管（IgG4-related ureteritis）
27. 睾丸・副睾丸（IgG4-related disease of testis/paratestis）
28. 尿道（IgG4-related urethral disease）

を認めることが多い[39]．画像所見では，びまん性に膵腫大を認める場合と限局性膵腫大・腫瘤形成を認める場合があり，後者では，膵癌との鑑別が非常に重要である[40]．びまん性腫大例では，CT・MRI によるびまん性膵腫大(diffuse pancreatic enlargement)[41]や ERP による diffuse irregular narrowing 所見[42]から，診断は比較的容易である．造影 CT・MRI にて 30％程度に辺縁部の造影不良域(capsule-like rim)所見を認め，本症に特徴的である[43]．限局性腫大・腫瘤形成例では，膵癌との鑑別のため，超音波内視鏡下穿刺吸引法(endoscopic ultrasonography-guided fine-needle aspiration：EUS-FNA)などによる病

理評価が重要である．また，約70%の症例で臨床的に糖尿病を合併すると言われている．ステロイドに対する反応性は良好であるが，長期経過で膵萎縮，膵石形成をきたし，慢性膵炎と同様の病態に移行する可能性があることが明らかとなった[44]．

AIP 症例では，膵頭部の腫大による下部胆管狭窄を高率に合併するが，肝門部胆管，肝内胆管の狭細化など膵外胆管の狭窄病変も認めることがあり，これらを総称して，IgG4 関連硬化性胆管炎(IgG4-related sclerosing cholangitis：IgG4-SC)と命名された[45]．IgG4-SC のほとんどは AIP を合併しているが，膵病変をもたない独立した IgG4-SC 症例も 4.4%存在する[46]．下部胆管のみに病変を認める場合には胆管癌や膵頭部癌との鑑別が，肝門部胆管，肝内胆管に病変を認める場合には肝門部胆管癌や原発性硬化性胆管炎(primary sclerosing cholangitis：PSC)との鑑別が必要である[47]．これらとの鑑別には，血中 IgG4 測定が有用であるが，癌との鑑別には胆管の管腔内超音波(IDUS)や endoscopic transpapillary biopsy[48]が，PSC との鑑別には胆管像所見[45]が重要である．

3．IgG4 関連眼疾患と IgG4 関連唾液腺炎

眼領域の IgG4-RD は多彩であり，まとめて IgG4 関連眼疾患と呼ばれている[37,49]．代表的な病変は，IgG4 関連涙腺炎である[50]．以前には，対称性の涙腺腫大に加えて，耳下腺もしくは顎下腺も対称性に腫大している場合にミクリッツ病と呼ばれていた．しかし，必ずしも両側対称性ではなく，片側性の腫大もあることから，現在では IgG4 涙腺炎・唾液腺炎という呼称が一般的である．唾液腺においては，顎下腺が対称性に腫大することが多い(以前にはキュットナー腫瘍と呼ばれていた)．興味深いことに，IgG4-RD は一般に男性に多いが，IgG4 関連涙腺炎・唾液腺炎の男女比は，ほぼ 1 : 1 で同数か[51]やや女性が多い[52]と報告されている．歴史的に，同一疾患とされていたシェーグレン症候群との鑑別は，実際には以下のように比較的容易である[53]．第 1 に，約 70%のシェーグレン症候群患者では，抗 SSA 抗体陽性であるが，IgG4 関連涙腺炎・唾液腺炎では，特別な場合を除いて陰性である．第 2 に，シェーグレン症候群では，唾液腺腫脹は一過性(数日程度)であり，痛みを伴って耳下腺に好発するが，IgG4 関連涙腺炎・唾液腺炎では，好発部位は顎下腺であり，痛みのない腫大が数カ月から数年にわたって持続する．最後に，口腔乾燥は，IgG4 関連涙腺炎・唾液腺炎

では，シェーグレン症候群に比べて非常に軽度である．

眼病変は多彩であるが，涙腺腫大に続いて頻度の高い病変として，眼窩下神経や眼窩上神経の腫大がある[54]．その他，稀な病態として，外眼筋の腫大，視神経炎などが知られている．外眼筋が腫大したり，球後部に軟部組織の腫瘤ができたりすると，眼球突出をきたすことがある．また，眼窩内の病変により視力低下をきたすことがあり注意が必要である．

4. IgG4 関連腎臓病と腎盂・尿管病変

腎臓は，IgG4-RD で高頻度におかされる臓器の 1 つである．腎実質の傷害部位は，主に腎間質であり，尿細管間質性腎炎(tubulointerstitial nephritis：TIN)をきたす[18, 21]．腎盂もしばしばおかされ[18]，腎盂壁の肥厚や腎門部の腫瘤を形成するが，腎盂病変で水腎症をきたすことは稀である．また，非常に稀ではあるが，尿管病変も報告されており，水腎症をきたすことがある．IgG4-TIN の特徴は，造影 CT にて，多発性の造影不良域を呈する点であり[18, 21]（Ⅰ．総論―3．放射線科の立場からの項を参照），シェーグレン症候群に合併した TIN や薬剤性 TIN などの他の原因による TIN には認められない特徴である．臨床的には，蛋白尿や血尿を伴わない急性もしくは急速進行性の腎機能障害で発見される[18]．症例によっては，腎機能は正常で，画像所見の異常が唯一の診断のきっかけとなることがある．特に，膵臓や唾液腺などの病変で IgG4 関連疾患と診断された場合には，腎機能は正常で，全身 CT によりスクリーニング中に発見されることが多い．

IgG4 関連腎臓病では，尿細管間質病変以外に，糸球体病変もしばしば合併する．これまでに報告されている糸球体病変は，膜性増殖性腎炎，微小変化群，IgA 腎症，半月体形成性腎炎など多彩であるが[18]，中でも膜性腎症の合併例が多く，約 7％に合併すると報告されている[55]．検Ра所見では，膜性腎症や微小変化群を合併した場合，ネフローゼレベルの蛋白尿を伴うことが多い．

腎合併例では，他臓器病変の IgG4-RD に比して，高 IgG 血症や高 IgG4 血症を伴うことが多い[18]．前述の通り，50％以上の症例で低補体血症を伴い，そのような症例では血清補体値は再燃のマーカーとなる．しかしながら，著しい低補体血症は活動期のループス腎炎の特徴でもあり，SLE との慎重な鑑別を要する．ANCA 関連血管炎による腎障害とは，血清 CRP 値，ANCA の有無，ステ

ロイドに対する反応性を参考に鑑別する．

　画像的特徴については，詳細は他項に譲り簡単に記載する．IgG4-TIN の診断では，造影可能なら造影 CT が非常に重要である．最も特徴的な所見は，多発性の造影不良域であるが，円形，楔状のように境界が明瞭な場合と，腎全体に不均一に造影不良域が広がる場合があり，時間経過で画像が相互に変化する症例も報告されている[56]．

　このような特徴的な腎臓の画像所見は，病変の分布と関係があり，病理学的検査では，画像所見に対応して，病変部と非病変部の境界が非常に明瞭になるという特徴的所見をとる[26,57]．もう 1 つの特徴的画像所見として，腎被膜外の病変が，腎被膜にそって認められることがある[26,57]．この病変は，病理学的検討で時々認められる腎被膜外の炎症所見に対応しているものと思われる．

　腎機能の低下のため造影剤が使えない場合には，腎機能に比して不釣り合いな腎腫大を呈する所見を参考にする．また，非常に稀に単発性で乏血性の腎腫瘤を呈することがあり，悪性腫瘍との鑑別が重要となる[18]．

　病理所見は，IgG4 陽性形質細胞浸潤，花むしろ状線維化は他臓器と同様であるが，腎臓にのみ特徴的な所見として免疫複合体の沈着がある．

　蛍光抗体法では，尿細管基底膜に IgG(中でも IgG4)，C3 の顆粒状の沈着が特徴的に認められる[24,25]．Raissian らは，80％以上の症例で IgG の沈着が認められたと報告した[24]．他に，頻度は低いが C1q の沈着を認めることもある．IgG，C3 は，すべての尿細管ではなく，主に傷害された尿細管に沈着する．膜性腎症の合併例では，IgG4 dominant に IgG と C3 の糸球体基底膜への沈着を認めるが，抗ホスホリパーゼ A2 受容体(phospholipase A2 recepter：PLA2R)抗体陰性であることで原発性の膜性腎症とは鑑別される．

5. IgG4 関連血管病変／動脈周囲炎／後腹膜線維症

　後腹膜・大動脈周囲は，膵臓，涙腺(眼領域)，唾液腺，腎臓と並んで IgG4-RD の好発部位である．血管周囲で高頻度に病変を認めるのは腹部大動脈であり，腹部大動脈周囲炎もしくは炎症性腹部大動脈瘤として発見されることが多い[58]．これらは，IgG4 関連後腹膜線維症と記載されることもある．広義の後腹膜線維症は，この病変に，腎盂や尿管周囲の病変と骨盤内の板状の軟部組織病変を加えたものである．

腹部大動脈周囲炎／後腹膜線維症，炎症性腹部大動脈瘤の臨床症状には，腹痛，背部痛，下腿の浮腫がある[59]．高安動脈炎とは対照的に，動脈の狭窄や閉塞はきたさず，臓器や下肢・上肢などの虚血症状で発症することはない．水腎症は，無症状ではあるが，臨床的に緊急を要する重大な臓器合併症であり，30〜60%に合併すると報告されている[60]．IgG4関連疾患による水腎症を発見した場合には，尿管ステントの留置もしくはステロイド投与を速やかに行うことにより腎障害の進行を食い止める．

もう1つの緊急を要する病態には，腹部大動脈瘤がある．大動脈瘤に関しては，ステロイドの投与により，瘤の拡張が増大し，破裂の危険が増すことが指摘された[59,61,62]．したがって，他臓器病変などでステロイドをやむなく投与する場合には，その後の定期的な画像検査による大動脈径の慎重なフォローが必要である．経過中に高度に拡張した場合には，速やかにステントの留置などによる血管内動脈瘤修復やその他の外科的治療を行う必要がある．

腹部大動脈に次いでおかされやすい動脈は，総腸骨動脈である．その他，上・下腸間膜動脈周囲，脾動脈周囲など，腹部大動脈からの一次分枝周囲の病変，冠動脈周囲の病変も報告されている[59,63,64]．また，胸部大動脈がおかされることもあり，胸部では解離を伴うこともある[65,66]．

大動脈周囲病変では，唾液腺や涙腺とは異なり生検が非常に困難であり，膵臓などの典型的な他臓器病変の合併と造影CTなどの画像所見により診断されることが多い[59,67]．

6. 肺病変

IgG4関連疾患の肺病変で典型的な病変は，気管支血管束周囲の肥厚性病変と肺内の偽腫瘍である[68-70]．その他に稀な病変として，画像所見による間質性肺炎様病変とすりガラス様陰影（Ⅰ．総論—3．放射線科の立場からの項を参照）がある[68,69]．胸部の肺以外の病変としては縦隔および肺門リンパ節の腫脹があり，高頻度に認められる．他に稀な病態として，胸膜炎[71]や心膜炎[72,73]がある．

IgG4関連疾患の診断

IgG4-RDを正確に診断するためには，臨床所見，検査所見と画像所見からIgG4-RDを疑い，病理所見によって最終的に診断することが重要である[74]．臨

床の側面においては，IgG4-RDが空間的多発性と時間的多発性を有する全身的疾患であるという点を理解し，時間的多発性に関して，過去の病歴で顎下部の腫瘤の切除など，IgG4-RDを疑わせる病歴がないか注意深く聴取する．最終的に，臨床医と病理医が共同で臨床所見と病理所見を注意深く検討する(clinicopathologic correlation)ことにより，より正確な診断が期待される[74]．また，膵臓や胆管のように組織採取が困難な臓器では，検査所見，画像所見，他臓器の病変の有無などを参考に診断する．

血清IgG4高値と組織中の多数のIgG4陽性形質細胞(IgG4-positive plasma cell：IgG4+PC)浸潤は，IgG4-RDを診断する上で非常に重要な陽性所見であるが，この2項目は特異度という点で十分ではないということが，近年指摘されるようになってきた．したがって，IgG4-RDを診断する際には，陰性所見(Ⅰ．総論—2．病理診断科の立場からの項を参照)と鑑別すべき類縁疾患を熟知し[74]，陰性所見がないことを確認した上で臨床所見も総合して診断する必要がある．

1. IgG4関連疾患包括診断基準

2011年に厚生労働省難治性疾患克服研究事業において組織された2つの

表3 ● IgG4関連疾患包括診断基準2011
(Umehara H, et al. Mod Rheumatol. 2012；22：21-30[75])

項目1	臨床的に単一または複数臓器に特徴的なびまん性あるいは限局性腫大，腫瘤，結節，肥厚性病変
項目2	血清学的に高IgG4血症（135mg/dL以上）
項目3	病理学的に以下の2つを満たす ①著明なリンパ球・形質細胞の浸潤と線維化 ②IgG4陽性形質細胞浸潤：IgG4/IgG陽性細胞比40％以上，かつIgG4陽性形質細胞が10/HPFをこえる
1＋2＋3を満たすもの	：確定診断群（definite）
1＋3を満たすもの	：準確診群（probable）
1＋2のみを満たすもの	：疑診群（possible）

できる限り組織診断を加えて，各臓器の悪性腫瘍(癌，悪性リンパ腫など)や類似疾患(シェーグレン症候群，原発性硬化性胆管炎，キャッスルマン病，二次性後腹膜線維症，肉芽腫性多発血管炎，サルコイドーシス，好酸球性肉芽腫性多発血管炎など)と鑑別することが重要である．

本基準により確診できない場合にも，各臓器の診断基準によっても診断が可能である．また，包括診断基準で準確診，疑診の場合には，臓器特異的IgG4関連疾患診断基準を併用する．

表4 ● 自己免疫性膵炎臨床診断基準 2011

(日本膵臓学会・厚生労働省難治性膵疾患に関する調査研究班. 膵臓. 2012; 27: 17-25[76])

A. 診断項目
Ⅰ. 膵腫大
 a. びまん性腫大（diffuse）
 b. 限局性腫大（segmental/focal）
Ⅱ. 主膵管の不整狭細像：ERP
Ⅲ. 血清学的所見
 高 IgG4 血症（≧135mg/dL）
Ⅳ. 病理所見：以下の①〜④の所見のうち，
 a. 3 つ以上を認める．
 b. 2 つを認める．
  ①高度のリンパ球，形質細胞の浸潤と，線維化
  ②強拡 1 視野当たり 10 個をこえる IgG4 陽性形質細胞浸潤
  ③花むしろ状線維化（storiform fibrosis）
  ④閉塞性静脈炎（obliterate phlebitis）
Ⅴ. 膵外病変：硬化性胆管炎，硬化性涙腺炎・唾液腺炎，後腹膜線維症
 a. 臨床的病変：臨床所見および画像所見において，膵外胆管の硬化性胆管炎，硬化性涙腺炎・唾液腺炎（ミクリッツ病）あるいは後腹膜線維症と診断できる．
 b. 病理学的病変：硬化性胆管炎，硬化性涙腺炎・唾液腺炎，後腹膜線維症の特徴的な病理所見を認める．
＜オプション＞ステロイド治療の効果
　専門施設においては，膵癌や胆管癌を除外後に，ステロイドによる治療効果を診断項目に含むこともできる．悪性疾患の鑑別が難しい場合は，超音波内視鏡下穿刺吸引(EUS-FNA)細胞診まで行っておくことが望ましいが，病理学的な悪性腫瘍の除外診断なく，ステロイド投与による安易な治療的診断は避けるべきである．

B. 診断
Ⅰ. 確診
 ①びまん型
  Ⅰa+＜Ⅲ/Ⅳb/Ⅴ(a/b)＞
 ②限局型
  Ⅰb+Ⅱ+＜Ⅲ/Ⅳb/Ⅴ(a/b)＞の 2 つ以上
   または
  Ⅰb+Ⅱ+＜Ⅲ/Ⅳb/Ⅴ(a/b)＞+オプション
 ③病理組織学的確診
  Ⅳa
Ⅱ. 準確診
 限局型：Ⅰb+Ⅱ+＜Ⅲ/Ⅳb/Ⅴ(a/b)＞
Ⅲ. 疑診*
 びまん型：Ⅰa+Ⅱ+オプション
 限局型：Ⅰb+Ⅱ+オプション

自己免疫性膵炎を示唆する限局性膵腫大を呈する例で ERP 像が得られなかった場合，EUS-FNA で膵癌が除外され，Ⅲ/Ⅳb/Ⅴ(a/b) の 1 つ以上を満たせば，疑診とする．さらに，オプション所見が追加されれば準確診とする．

疑診*：わが国では極めて稀な 2 型の可能性もある
+：かつ，/：または

表5 ● IgG4関連腎臓病診断基準(日本腎臓学会)
(Kawano M, et al. Clin Exp Nephrol. 2011; 15: 615-26[18])

1. 尿所見,腎機能検査に何らかの異常を認め,血液検査にて高IgG血症,低補体血症,高IgE血症のいずれかを認める.
2. 画像上特徴的な異常所見(びまん性腎腫大,腎実質の多発性造影不良域,単発性腎腫瘤(hypovascular),腎盂壁肥厚病変)を認める.
3. 血液学的に高IgG4血症(135mg/dL以上)を認める.
4. 腎臓の病理組織学的に以下の2つの所見を認める.
    a. 著明なリンパ球,形質細胞の浸潤を認める.ただしIgG4陽性形質細胞がIgG4/IgG陽性細胞比40%以上,あるいは10/高倍率視野をこえる.
    b. 浸潤細胞を取り囲む特徴的な線維化を認める.
5. 腎臓以外の臓器の病理組織学的に著明なリンパ球,形質細胞の浸潤と線維化を認める.ただしIgG4陽性形質細胞がIgG4/IgG陽性細胞比40%以上,あるいは10/HPFをこえる.

確定診断 (Definite) : 1+3+4a, b, 2+3+4a, b, 2+3+5
　　　　　　　　　　　 1+3+4a+5
準確診 (Probable) : 1+4a, b, 2+4a, b, 2+5, 3+4a, b
疑診 (Possible) 　 : 1+3, 2+3, 1+4a, 2+4a

IgG4-RD研究班(梅原班,岡崎班)のメンバーが中心となり,IgG4-RD包括診断基準(comprehensive diagnostic criteria: CDC)が作成された[75](表3).この診断基準は,臓器別の診断の壁を取り除き,専門医以外の一般臨床医でも使えるような最低限のコンセンサスを作ることを目標に作成された.主要3項目(1.特徴的な腫大,腫瘤,結節,肥厚性病変を単一もしくは複数の臓器に認める,2.高IgG4血症を認める,3.組織所見で著明なリンパ形質細胞浸潤と線維化を認め,IgG4+PC浸潤が10個/強拡大視野をこえかつIgG4/IgG比40%以上である)から構成され,それぞれの項目の満足度の程度により,確定診断群(definite),準確診群(probable),疑診群(possible)の3つに分類される.IgG4-RD CDCは,組織所見を重視していることから,膵臓や後腹膜のような生検が困難な臓器病変のみの場合,診断が困難である.そこで,CDCで診断が困難な症例では,臓器別の診断基準により補完して診断する.これまでに提唱されている臓器別診断基準には,自己免疫性膵炎臨床診断基準2011[76](表4),IgG4関連腎臓病診断基準[18](表5),IgG4関連硬化性胆管炎臨床診断基準2012[77](表6),IgG4関連ミクリッツ病診断基準[78](表7),IgG4関連眼疾患診断基準[79](表8),IgG4関連呼吸器疾患診断基準[80](表9)がある.また,CDCは全臓器を対

表 6 ● IgG4 関連硬化性胆管炎臨床診断基準 2012

(厚生労働省 IgG4 関連全身硬化性疾患の診断法の確立と治療方法の開発に関する研究班,厚生労働省難治性の肝胆道疾患に関する調査研究班,日本胆道学会.胆道.2012; 26: 59-63[77])

A. 診断項目
1. 胆道画像検査にて肝内・肝外胆管にびまん性あるいは限局性の特徴的な狭窄像と壁肥厚を伴う硬化性病変を認める
2. 血清学的に高 IgG4 血症 (135mg/dL 以上) を認める
3. 自己免疫性膵炎,IgG4 関連涙腺・唾液腺炎,IgG4 関連後腹膜線維症のいずれかの合併を認める
4. 胆管壁に以下の病理組織学的所見を認める
   ①高度なリンパ球,形質細胞の浸潤と線維化
   ②強拡 1 視野あたり 10 個をこえる IgG4 陽性形質細胞浸潤
   ③花むしろ状線維化 (storiform fibrosis)
   ④閉塞性静脈炎 (obliterate phlebitis)

＜オプション＞ステロイド治療の効果
　胆管生検や超音波内視鏡下穿刺吸引法 (endoscopic ultrasound-guided fine needle aspiration: EUS-FNA) を含む精密検査のできる専門施設においては,胆管癌や膵癌などの悪性腫瘍を除外後に,ステロイドによる治療効果を診断項目に含むことができる

B. 診断
Ⅰ. 確診　: 1+3,1+2+4 ①②,4 ①②③,4 ①②④
Ⅱ. 準確診 : 1+2+オプション
Ⅲ. 疑診　: 1+2

診断基準を満たさないが,臨床的に IgG4 関連硬化性胆管炎が否定できない場合,安易にステロイド治療を行わずに専門施設に紹介することが重要

表 7 ● IgG4 関連ミクリッツ病診断基準

(正木康史,他.日臨免誌.2009; 32: 478-83[78])

A. 診断項目
1. 涙腺,耳下腺,顎下腺に持続性 (3 カ月以上),対称性に 2 ペア以上の腫脹を認める
2. 血清学的に高 IgG4 血症 (135mg/dL 以上) を認める
3. 涙腺・唾液腺組織に著明な IgG4 陽性形質細胞浸潤 (強拡大 5 視野で IgG4 陽性/IgG 陽性細胞が 50％以上) を認める

B. 診断
　上記,1 と 2 または 3 を満たすものを IgG4 関連ミクリッツ病とする
　全身性 IgG4 関連疾患の部分症であり,多臓器病変を伴うことも多い

表8 IgG4関連眼疾患診断基準
(Goto H, et al. Jpn J Ophthalmol. 2015；59：1-7[79])

A. 診断基準
1. 画像所見上，涙腺腫大，三叉神経の腫大，外眼筋の腫大やさまざまな眼組織の腫瘤，腫大，または肥厚を認める
2. 病理所見上，著明なリンパ球，形質細胞の浸潤と線維化を認め，リンパ濾胞をしばしば伴い，IgG4/IgG陽性細胞比＞40％またはIgG4陽性細胞＞50 cells/HPFを満たす
3. 血清IgG4高値(135mg/dL以上)を認める

B. 診断
1. 確定診断（definite）：1＋2＋3
2. 準確診（probable）：1＋2
3. 疑診（possible）　：1＋3

表9 IgG4関連呼吸器疾患診断基準
(松井祥子，他. 日呼吸誌. 2015；4：129-32[80])

A. 診断基準
1. 画像所見上，下記の所見のいずれかを含む胸郭内病変を認める
   肺門縦隔リンパ節腫大，気管支壁／気管支血管束の肥厚
   小葉間隔壁の肥厚，結節影，浸潤影，胸膜病変
2. 血清IgG4高値(135mg/dL以上)を認める
3. 病理所見上，呼吸器の組織において以下の①〜④の所見を認める
   a：3項目以上，b：2項目
   ①気管支血管束周囲，小葉間隔壁，胸膜などの広義間質への著明なリンパ球，形質細胞の浸潤
   ②IgG4/IgG陽性細胞比＞40％かつIgG4陽性細胞＞10 cells/HPF
   ③閉塞性静脈炎(obliterate phlebitis)もしくは閉塞性動脈炎
   ④浸潤細胞周囲の特徴的な線維化*
4. 胸郭外臓器にて，IgG4関連疾患の診断基準を満たす病変#

＜参考所見＞低補体血症
*自己免疫性膵炎診断基準の花むしろ状線維化に準ずる線維化所見
#硬化性涙腺炎・唾液腺炎，自己免疫性膵炎，IgG4関連硬化性胆管炎，IgG4関連腎臓病，後腹膜線維症

B. 診断
1. 確定診断（definite）：1＋2＋3a，1＋2＋3b＋4
2. 準確診（probable）：1＋2＋4，1＋2＋3b＋参考所見
3. 疑診（possible）　：1＋2＋3b

表10 ● IgG4 関連疾患と鑑別すべき疾患

A. きわめて類似した臨床像を呈することがある（血清 IgG4 高値を伴いやすい）
 1. 多発血管炎性肉芽腫症（GPA）
 2. 好酸球性多発血管炎性肉芽腫症（EGPA）
 3. 多中心性キャッスルマン病
 4. Pulmonary hyalinizing granuloma
B. 類似した臨床像を呈することがある（血清 IgG4 は一部の症例で高値）
 1. 顕微鏡的多発血管炎（MPA）
 2. 悪性リンパ腫
 3. Erdheim-Chester 病
 4. Rosai-Dorfman 病
 5. 黄色肉芽腫性炎症
 6. 癌（周囲の形質細胞浸潤）
 7. サルコイドーシス
C. 類似した臨床像を呈することがある（一般的に血清 IgG4 正常〔軽度に高値〕）
 1. 原発性硬化性胆管炎（PSC）
 2. シェーグレン症候群
D. 病理検査で類似した所見を呈する（血清 IgG4 正常もしくは時に高値）
 1. 皮膚形質細胞症
 2. 副鼻腔炎（rhinosinusitis）
 3. ワルチン腫瘍
 4. 穿孔性膠原線維症
 5. splenic sclerosing angiomatoid nodular transformation
 6. 口腔内の炎症性疾患
 7. 炎症性筋線維芽細胞腫瘍
 8. 炎症性腸疾患

象にしており病理基準があまいため，臓器別の病理基準（I．総論—2．病理診断科の立場からの項を参照）を併用することが望ましい．最後に，血清濃度や病理所見が陽性となっても注意すべき重要な鑑別疾患として，癌と悪性リンパ腫があり，これらの鑑別には，常に慎重な姿勢が望まれる．

2. 鑑別疾患

血清所見や病理所見が類似する鑑別すべき疾患で，これまでに報告されたものを表10 に示す[74,75,81]．これらのうち，血清所見や病理所見が時に酷似し，間違えやすい疾患の代表は，多中心性キャッスルマン病[19]と抗好中球細胞質抗体（anti-neutrophil cytoplasmic antibody：ANCA）関連血管炎である．ANCA関連血管炎の中では，多発血管炎性肉芽腫症（granulomatosis with polyangiitis：GPA）（Wegener granulomatosis）[33]と好酸球性多発血管炎性肉芽腫症

(eosinophilic granulomatosis with polyangiitis：EGPA)(Churg-Strauss syndrome)[31, 32]に注意が必要である．

治療

IgG4関連疾患の標準的な治療薬はステロイドであり，多くの腫瘤性病変はステロイド投与により速やかに縮小する[82, 83]．しかしながら，すべてのIgG4関連疾患が治療適応ではなく，唾液腺腫大のみの症例では，未治療にて経過観察も可能である．

一方で，ステロイドによる緊急の治療が必要な病態も存在する．緊急な治療を要する病態については，2014年の第2回国際シンポジウムでInternational consensus guidance statementとしてまとめられた[74]（表11）．これらには，1型AIPによる膵臓の内分泌・外分泌機能低下，硬化性胆管炎による閉塞性黄疸，後腹膜線維症に伴う水腎症，大動脈周囲炎による炎症性大動脈瘤，尿細間質性腎炎による腎機能低下，肥厚性硬膜炎による神経障害，心膜病変による心タンポナーデや収縮性心膜炎がある．さらに，ここに挙げられていない重要な病態として眼窩内病変による視力低下があり，診断が遅れると視力低下が不可逆となりうることから注意が必要である．

ステロイド治療は，悪性腫瘍との鑑別をしっかり行ってから開始する．初期投与量はプレドニゾロン30〜40mg/日もしくは0.6mg/kg/日である．2〜4週間の初期投与で著しい効果が確認されれば，1〜2週間で5mgずつ減量し，2〜3カ月で5〜10mgの維持量を目標とする．IgG4関連疾患は，非常に再燃しやすい疾患であり，1型AIPを対象とした再燃率は，ステロイド維持投与中でも24％と高率であった．しかしながら，欧米のように維持療法を行わない場合の

表11 ● 緊急の治療を要するIgG4関連疾患

1. 炎症性大動脈瘤（破裂の危険）
2. 後腹膜線維症（水腎症による腎機能低下）
3. 胆管の狭窄（胆道感染症や不可逆的線維化による肝硬変）
4. 尿細管間質性腎炎（腎機能低下）
5. 肥厚性硬膜炎（脳神経症状，けいれん発作）
6. 膵腫大（膵臓の内分泌および外分泌機能低下）
7. 心膜炎（心タンポナーデ，収縮性心膜炎）

再燃率は 38〜60％ と言われており，維持療法は，ある程度，予防に役立っているものと思われる[84]．

一方で，比較的高用量のステロイドでも再燃することがあり，減量中には，定期的な全身の好発臓器のモニターが必要である．

血清 IgG4 は，ステロイド治療により低下するが，減量に伴って再上昇し，維持療法中でも正常化しない症例をしばしば経験する．したがって，血清 IgG4 値は，再燃のマーカーには使えない．

過去に，ステロイド治療抵抗性の IgG4 関連疾患が報告されてきたが，これらは，実際には，キャッスルマン病や ANCA 関連血管炎を IgG4 関連疾患と診断してしまっている可能性が高い．したがって，ステロイドに対する反応性が悪い場合には，診断を見直してみる必要がある．

ステロイドの長期投与を避ける目的や，再燃時の追加薬としてアザチオプリンが報告されている[2]．しかしながら，アザチオプリンにステロイドを補うだけの効果があるかどうかは明らかにされていない．

その他，欧米では，ステロイドに代わる治療薬としてリツキシマブの有効性が報告され期待されている[85]．しかしながら，リツキシマブでも長期的に再燃を予防できるかは明らかになっておらず[86]，本邦では保険適応がなく，治療に使えるようになるかどうかは今後の課題である．

悪性腫瘍

IgG4 関連疾患と悪性腫瘍の関係が注目されている．山本らは，IgG4 関連疾患に悪性腫瘍の合併頻度が高いことを報告した[87]．塩川らも AIP 患者で検討し，標準化罹患率は 2.7（95％信頼区間 1.4-3.9）と悪性腫瘍のリスクが高いことを報告している[88]．しかしながら，一般人口と有意差がなかったという報告もあり，今後の多数例を集めた検討が必要である[89-92]．

合併する悪性腫瘍は多彩であるが，IgG4 関連疾患の病変部に発症した癌としては，AIP に合併した膵癌の報告がある．また，悪性リンパ腫の合併例の報告も散見され，悪性リンパ腫が特に合併しやすいかどうかについては，今後の検討が必要である．

IgG4 関連疾患は自己免疫疾患か？

1型 AIP という名前の通り，IgG4-RD は，当初は自己免疫性疾患と考えられてきた．その根拠は，高ガンマグロブリン血症を高頻度に合併すること，時に低補体血症を伴うこと，RF や ANA などの自己抗体の陽性率が高いこと，シェーグレン症候群や原発性胆汁性胆管炎などの他の自己免疫疾患を伴いやすいこと，ステロイドが著効することなどである[93]．しかしながら，症例の経験が増えるにつれて，IgG4-RD に認められる ANA は，80 倍以下の低力価の場合が多く，前述の通り，抗 SSA/Ro 抗体や抗 Sm 抗体などの疾患特異的抗体は陰性であることが明らかになってきた．

一方，涙腺・唾液腺の IgG4-RD（ミクリッツ病）は，半世紀にわたって，シェーグレン症候群の一亜型に分類されており[94]，IgG4-RD を自己免疫性疾患に分類する臨床家が多かった．しかし，現在では，ミクリッツ病は，シェーグレン症候群とは全く異なる疾患であることが明らかにされている．

自己免疫性疾患では，家族内発生が多いが，IgG4 関連疾患ではほとんど報告がない点も両者で異なる[95]．

以上のように，IgG4-RD は，従来の自己免疫疾患とは多くの点で異なっており，アレルギー疾患か自己免疫疾患かについては，今後のさらなる検討が必要である．

おわりに

内科医の立場から，IgG4 関連疾患の臨床的特徴，診断，鑑別診断，治療，悪性腫瘍の合併について概説した．IgG4 関連疾患は，多臓器にまたがる全身疾患であり，放射線科医，病理医とのみならず，眼科，耳鼻科，呼吸器内科，血液内科，消化器内科，リウマチ・膠原病内科，腎臓内科，循環器内科，神経内科，歯科口腔外科，消化器外科，血管外科，泌尿器科など，多くの臨床医と密に連絡をとりあって診断・治療に当たることが望まれる．

● 文献 ●

1) Stone JH, Zen Y, Deshpande V. IgG4-related disease. N Engl J Med. 2012;366: 539-51.
2) Kamisawa T, Zen Y, Pillai S, et al. IgG4-related disease.Lancet. 2015; 385: 1460-71.
3) Kawa S, Kawano M. IgG4-related disease: an overview. In: Umehara H, et al, editors. IgG4-related disease. Tokyo: Springer; 2013. p.3-7.
4) Hamano H, Kawa S, Horiuchi A, et al. High serum IgG4 concentrations in patients with sclerosing pancreatitis. N Engl J Med. 2001; 344: 732-8.
5) Hamano H, Kawa S, Ochi Y, et al. Hydronephrosis associated with retroperitoneal fibrosis and sclerosing pancreatitis. Lancet. 2002; 359: 1403-4.
6) Kamisawa T, Funata N, Hayashi Y, et al. A new clinicopathological entity of IgG4-related autoimmune disease.J Gastroenterol. 2003; 38: 982-4.
7) Takeda S, Haratake J, Kasai T, et al. IgG4-associated idiopathic tubulointerstitial nephritis complicating autoimmune pancreatitis. Nephrol Dial Transplant. 2004; 19: 474-6.
8) Uchiyama-Tanaka Y, Mori Y, Kimura T, et al. Acute tubulointerstitial nephritis associated with autoimmune-related pancreatitis. Am J Kidney Dis. 2004; 43: e18-25.
9) Kasashima S, Zen Y, Kawashima A, et al. Inflammatory abdominal aortic aneurysm: close relationship to IgG4-related periaortitis. Am J Surg Pathol. 2008; 32: 197-204.
10) Umehara H, Okazaki K, Masaki Y, et al. A novel clinical entity, IgG4-related disease(IgG4RD): general concept and details. Mod Rheumatol. 2012; 22: 1-14.
11) Stone JH, Khosroshahi A, Deshpande V, et al. Recommendations for the nomenclature of IgG4-related disease and its individual organ system manifestations. Arthritis Rheum. 2012; 64: 3061-7.
12) Inoue D, Yoshida K, Yoneda N, et al. IgG4-related disease: dataset of 235 consecutive patients. Medicine(Baltimore). 2015; 94: e680.
13) Uchida K, Tanaka T, Gershwin ME, et al. The Geoepidemiology and Clinical Aspects of IgG4-Related Disease. Semin Liver Dis. 2016; 36: 187-99.
14) Masaki Y, Kurose N, Yamamoto M, et al. Cutoff Values of Serum IgG4 and Histopathological IgG4+ Plasma Cells for Diagnosis of Patients with IgG4-Related Disease. Int J Rheumatol. 2012; 2012: 580814.
15) Lin W, Lu S, Chen H, et al. Clinical characteristics of immunoglobulin G4-related disease: a prospective study of 118 Chinese patients. Rheumatology(Oxford). 2015; 54: 1982-90.
16) Wallace ZS, Deshpande V, Mattoo H, et al. IgG4-Related Disease: Clinical

and Laboratory Features in One Hundred Twenty-Five Patients. Arthritis Rheumatol. 2015; 67: 2466-75.
17) Masaki Y, Dong L, Kurose N, et al. Proposal for a new clinical entity, IgG4-positive multiorgan lymphoproliferative syndrome: analysis of 64 cases of IgG4-related disorders. Ann Rheum Dis. 2009; 68: 1310-5.
18) Kawano M, Saeki T, Nakashima H, et al. Proposal for diagnostic criteria for IgG4-related kidney disease. Clin Exp Nephrol. 2011; 15: 615-26.
19) 佐藤康晴, 吉野 正. リンパ節病変. In: 川 茂幸, 他編. IgG4関連疾患アトラス. 金沢: 前田書店; 2012. p165-72.
20) Muraki T, Hamano H, Ochi Y, et al. Autoimmune pancreatitis and complement activation system. Pancreas. 2006; 32: 16-21.
21) Saeki T, Nishi S, Imai N, et al. Clinicopathological characteristics of patients with IgG4-related tubulointerstitial nephritis. Kidney Int. 2010; 78: 1016-23.
22) Saeki T, Kawano M, Mizushima I, et al. The clinical course of patients with IgG4-related kidney disease. Kidney Int. 2013; 84: 826-33.
23) Mizushima I, Yamada K, Fujii H, et al. A case of IgG4-related kidney disease first detected because of severe renal dysfunction. In: Umehara H, et al, editors. IgG4-related disease. Tokyo: Springer; 2013. p.213-8.
24) Raissian Y, Nasr SH, Larsen CP, et al. Diagnosis of IgG4-related tubulointerstitial nephritis. J Am Soc Nephrol. 2011; 22: 1343-52.
25) Yamaguchi Y, Kanetsuna Y, Honda K, et al. Characteristic tubulointerstitial nephritis in IgG4-related disease. Hum Pathol. 2012; 43: 536-49.
26) Kawano M, Saeki T. IgG4-related kidney disease--an update. Curr Opin Nephrol Hypertens. 2015; 24: 193-201.
27) Kawano M, Suzuki Y, Yamada K, et al. Primary Sjögren's syndrome with chronic tubulointerstitial nephritis and lymphadenopathy mimicking IgG4-related disease. Mod Rheumatol. 2015; 25: 637-41.
28) Nakashima Y, Nakamura H, Horai Y, et al. Comorbid case of IgG4-related disease and primary Sjögren's syndrome. Mod Rheumatol. 2015; 25: 462-7.
29) Ayuzawa N, Ubara Y, Keiichi S, et al. Churg-Strauss syndrome with a clinical condition similar to IgG4-related kidney disease: a case report. Intern Med. 2012; 51: 1233-8.
30) Iguchi A, Wada Y, Kobayashi D, et al. A case of MPO- and PR3-ANCA-positive hypertrophic cranial pachymeningitis with elevated serum IgG4. Mod Rheumatol. 2013; 23: 151-5.
31) Yamamoto M, Takahashi H, Suzuki C, et al. Analysis of serum IgG subclasses in Churg-Strauss syndrome--the meaning of elevated serum levels

of IgG4. Intern Med. 2010; 49: 1365-70.
32) Vaglio A, Strehl JD, Manger B, et al. IgG4 immune response in Churg-Strauss syndrome. Ann Rheum Dis. 2012; 71: 390-3.
33) Chang SY, Keogh KA, Lewis JE, et al. IgG4-positive plasma cells in granulomatosis with polyangiitis(Wegener's): a clinicopathologic and immunohistochemical study on 43 granulomatosis with polyangiitis and 20 control cases. Hum Pathol. 2013; 44: 2432-7.
34) Lighaam LC, Rispens T. The Immunobiology of Immunoglobulin G4. Semin Liver Dis. 2016; 36: 200-15.
35) Ozden I, Dizdaroğlu F, Poyanli A, et al. Spontaneous regression of a pancreatic head mass and biliary obstruction due to autoimmune pancreatitis. Pancreatology. 2005; 5: 300-3.
36) Miura H, Miyachi Y. IgG4-related retroperitoneal fibrosis and sclerosing cholangitis independent of autoimmune pancreatitis. A recurrent case after a 5-year history of spontaneous remission. JOP. 2009; 10: 432-7.
37) Stone JH, Khosroshahi A, Deshpande V, et al. Recommendations for the nomenclature of IgG4-related disease and its individual organ system manifestations. Arthritis Rheum. 2012; 64: 3061-7.
38) Sugumar A, Klöppel G, Chari ST. Autoimmune pancreatitis: pathologic subtypes and their implications for its diagnosis. Am J Gastroenterol. 2009; 104: 2308-10.
39) Kawa S, Hamano H, et al. Autoimmune pancreatitis and IgG4-related disease. In: Rose N, et al, editors. The Autoimmune Diseases. 5th ed. St Louis: Academic Press; 2013. p.935-49.
40) Kawa S, Okazaki K, Kamisawa T, et al. Amendment of the Japanese Consensus Guidelines for Autoimmune Pancreatitis, 2013 II. Extrapancreatic lesions, differential diagnosis. J Gastroenterol. 2014; 49: 765-84.
41) Shimosegawa T, Chari ST, Frulloni L, et al. International Consensus Diagnostic Criteria for Autoimmune Pancreatitis: Guidelines of the International Association of Pancreatology. Pancreas. 2011; 40: 352-8.
42) Toki F, Kozu T, et al. An unusual type of chronic pancreatitis showing diffuse irregular narrowing of the entire main pancreatic duct on ERCP-A report of four cases. Endoscopy. 1992; 24: 640.
43) Irie H, Honda H, Baba S, et al. Autoimmune pancreatitis: CT and MR characteristics. AJR Am J Roentgenol. 1998; 170: 1323-7.
44) Maruyama M, Watanabe T, Kanai K, et al. Autoimmune pancreatitis can develop into chronic pancreatitis. Orphanet J Rare Dis. 2014; 9: 77.
45) Ohara H, Okazaki K, Tsubouchi H, et al. Clinical diagnostic criteria of IgG4-related sclerosing cholangitis 2012. J Hepatobiliary Pancreat Sci.

2012; 19: 536-42.
46) Tanaka A, Tazuma S, Okazaki K, et al. Nationwide survey for primary sclerosing cholangitis and IgG4-related sclerosing cholangitis in Japan. J Hepatobiliary Pancreat Sci. 2014; 21: 43-50.
47) Nakazawa T, Ohara H, Sano H, et al. Schematic classification of sclerosing cholangitis with autoimmune pancreatitis by cholangiography. Pancreas. 2006; 32: 229.
48) Naitoh I, Nakazawa T, Ohara H, et al. Endoscopic transpapillary intraductal ultrasonography and biopsy in the diagnosis of IgG4-related sclerosing cholangitis. J Gastroenterol. 2009; 44: 1147-55.
49) Goto H, Takahira M, Azumi A, et al. Diagnostic criteria for IgG4-related ophthalmic disease. Jpn J Ophthalmol. 2015; 59: 1-7.
50) Yamamoto M, Ohara M, Suzuki C, et al. Elevated IgG4 concentrations in serum of patients with Mikulicz's disease. Scand J Rheumatol. 2004. 33: 432-3.
51) Japanese study group of IgG4-related ophthalmic disease. A prevalence study of IgG4-related ophthalmic disease in Japan. Jpn J Ophthalmol. 2013; 57: 573-9.
52) Yamamoto M, Nojima M, Takahashi H, et al. Identification of relapse predictors in IgG4-related disease using multivariate analysis of clinical data at the first visit and initial treatment. Rheumatology. 2015. 54: 45-9.
53) Takahashi H, Yamamoto M, Tabeya T, et al. The immunobiology and clinical characteristics of IgG4 related diseases. J Autoimmun. 2012; 39: 93-6.
54) Sogabe Y, Ohshima K, Azumi A, et al. Location and frequency of lesions in patients with IgG4-related ophthalmic diseases. Graefes Arch Clin Exp Ophthalmol. 2014; 252: 531-8.
55) Alexander MP, Larsen CP, Gibson IW, et al. Membranous glomerulonephritis is a manifestation of IgG4-related disease. J Am Soc Nephrol. 2013; 83: 455-62.
56) Horita S, Fujii H, Mizushima I, et al. A case of IgG4-related tubulointerstitial nephritis and membranous glomerulonephritis during the clinical course of gastric cancer: Imaging features of IgG4-related kidney disease. Mod Rheumatol. 2016 Oct 27: 1-5. [Epub ahead of print]
57) Kawano M, Yamada K. IgG4-Related Kidney Disease and IgG4-Related Retroperitoneal Fibrosis. Semin Liver Dis. 2016; 36: 283-90.
58) Kasashima S, Zen Y. IgG4-related inflammatory abdominal aortic aneurysm. Curr Opin Rheumatol. 2011; 23: 18-23.
59) Mizushima I, Inoue D, Yamamoto M, et al. Clinical course after corticosteroid therapy in IgG4-related aortitis/periaortitis and periarteritis: a retro-

spective multicenter study. Arthritis Res Ther. 2014; 16: R156.
60) Mizushima I, Inoue D, Kawano M. Retroperitoneal fibrosis/periaortitis and hydronephrosis. In: Saito T, et al, editors. IgG4-related kidney disease. Tokyo: Springer; 2016. p.159-71.
61) Tajima M, Hiroi Y, Takazawa Y, et al. Immunoglobulin G4-related multiple systemic aneurysms and splenic aneurysm rupture during steroid therapy. Hum Pathol. 2014; 45: 175-9.
62) Kasashima S, Kawashima A, Kasashima F, et al. Immunoglobulin G4-related periaortitis complicated by aortic rupture and aortoduodenal fistula after endovascular AAA repair. J Endovasc Ther. 2014; 21: 589-97.
63) Kasashima S, Kawashima A, Endo M, et al. A clinicopathologic study of immunoglobulin G4-related disease of the femoral and popliteal arteries in the spectrum of immunoglobulin G4-related periarteritis. J Vasc Surg. 2013; 57: 816-22.
64) Matsumoto Y, Kasashima S, Kawashima A, et al. A case of multiple immunoglobulin G4-related periarteritis: a tumorous lesion of the coronary artery and abdominal aortic aneurysm. Hum Pathol. 2008; 39: 975-80.
65) Stone JH, Khosroshahi A, Deshpande V, et al. IgG4-related systemic disease accounts for a significant proportion of thoracic lymphoplasmacytic aortitis cases. Arthritis Care Res(Hoboken). 2010; 62: 316-22.
66) Kasashima S, Zen Y, Kawashima A, et al. A clinicopathologic study of immunoglobulin G4-related sclerosing disease of the thoracic aorta. J Vasc Surg. 2010; 52: 1587-95.
67) Inoue D, Zen Y, Abo H, et al. Immunoglobulin G4-related periaortitis and periarteritis: CT findings in 17 patients. Radiology. 2011; 261: 625-33.
68) Inoue D, Zen Y, Abo H, et al. Immunoglobulin G4-related lung disease: CT findings with pathologic correlations. Radiology. 2009; 251: 260-70.
69) Fujinaga Y, Kadoya M, Kawa S, et al. Characteristic findings in images of extra-pancreatic lesions associated with autoimmune pancreatitis. Eur J Radiol. 2010; 76: 228-38.
70) Matsui S, Hebisawa A, Sakai F, et al. Immunoglobulin G4-related lung disease: clinicoradiological and pathological features. Respirology. 2013; 18: 480-7.
71) Zen Y, Inoue D, Kitao A, et al. IgG4-related lung and pleural disease: a clinicopathologic study of 21 cases. Am J Surg Pathol. 2009; 33: 1886-93.
72) Mori K, Yamada K, Konno T, et al. Pericardial Involvement in IgG4-related Disease. Intern Med. 2015; 54: 1231-5.
73) Hourai R, Miyamura M, Tasaki R, et al. A case of IgG4-related lymphadenopathy, pericarditis, coronary artery periarteritis and luminal stenosis.

Heart Vessels. 2016; 31: 1709-13.
74) Khosroshahi A, Wallace ZS, Crowe JL, et al. International Consensus Guidance Statement on the Management and Treatment of IgG4-Related Disease. Arthritis Rheumatol. 2015; 67: 1688-99.
75) Umehara H, Okazaki K, Masaki Y, et al. Comprehensive diagnostic criteria for IgG4-related disease(IgG4-RD), 2011. Mod Rheumatol. 2012; 22: 21-30.
76) 日本膵臓学会・厚生労働省難治性膵疾患に関する調査研究班. 自己免疫性膵炎臨床診断基準2011. 膵臓. 2012; 27: 17-25.
77) 厚生労働省IgG4関連全身硬化性疾患の診断法の確立と治療方法の開発に関する研究班, 厚生労働省難治性の肝胆道疾患に関する調査研究班, 日本胆道学会. IgG4関連硬化性胆管炎臨床診断基準2012. 胆道. 2012; 26: 59-63.
78) 正木康史, 梅原久範. IgG4関連疾患～その診断の混沌, および混沌から抜け出すための提言～. 日臨免誌. 2009; 32: 478-83.
79) Goto H, Takahira M, Azumi A; Japanese Study Group for IgG4-Related Ophthalmic Disease. Diagnostic criteria for IgG4-related ophthalmic disease. Jpn J Ophthalmol. 2015; 59: 1-7.
80) 松井祥子, 山本 洋, 源 誠二郎, 他. 第54回日本呼吸器学会学術講演会 シンポジウム報告 IgG4関連呼吸器疾患の診断基準. 日呼吸誌. 2015; 4: 129-32.
81) Deshpande V, Zen Y, Chan JK, et al. Consensus statement on the pathology of IgG4-related disease. Mod Pathol. 2012; 25: 1181-92.
82) Kamisawa T, Okazaki K, Kawa S, et al. Amendment of the Japanese Consensus Guidelines for Autoimmune Pancreatitis, 2013 III. Treatment and prognosis of autoimmune pancreatitis. J Gastroenterol. 2014; 49: 961-70.
83) Hart PA, Kamisawa T, Brugge WR, et al. Long-term outcomes of autoimmune pancreatitis: a multicentre, international analysis. Gut. 2013; 62: 1771-6.
84) Masamune A, Nishimori I, Kikuta K, et al. Randomised controlled trial of long-term maintenance corticosteroid therapy in patients with autoimmune pancreatitis. Gut. 2016 Aug 19. pii: gutjnl-2016-312049. doi: 10.1136/gutjnl-2016-312049. [Epub ahead of print]
85) Carruthers MN, Topazian MD, Khosroshahi A, et al. Rituximab for IgG4-related disease: a prospective, open-label trial. Ann Rheum Dis. 2015; 74: 1171-7.
86) Wallace ZS, Mattoo H, Mahajan VS, et al. Predictors of disease relapse in IgG4-related disease following rituximab. Rheumatology(Oxford). 2016; 55: 1000-8.
87) Yamamoto M, Takahashi H, Tabeya T, et al. Risk of malignancies in IgG4-related disease. Mod Rheumatol. 2012; 22: 414-8.

88) Shiokawa M, Kodama Y, Yoshimura K, et al. Risk of cancer in patients with autoimmune pancreatitis. Am J Gastroenterol. 2013; 108: 610-7.
89) Asano J, Watanabe T, Oguchi T, et al. Association Between Immunoglobulin G4-related Disease and Malignancy within 12 Years after Diagnosis: An Analysis after Longterm Followup. J Rheumatol. 2015; 42: 2135-42.
90) Hart PA, Law RJ, Dierkhising RA, et al. Risk of cancer in autoimmune pancreatitis: a case-control study and review of the literature. Pancreas. 2014; 43: 417-21.
91) Hirano K, Tada M, Sasahira N, et al. Incidence of malignancies in patients with IgG4-related disease. Intern Med. 2014; 53: 171-6.
92) Wallace ZS, Wallace CJ, Lu N, et al. Association of IgG4-Related Disease With History of Malignancy. Arthritis Rheumatol. 2016; 68: 2283-9.
93) Yoshida K, Toki F, Takeuchi T, et al. Chronic pancreatitis caused by an autoimmune abnormality. Proposal of the concept of autoimmune pancreatitis. Dig Dis Sci. 1995; 40: 1561-8.
94) Morgan WS, Castleman B. A clinicopathologic study of Mikulicz's disease. Am J Pathol. 1953; 29: 471-503.
95) Watanabe T, Maruyama M, Ito T, et al. Two siblings with type 1 autoimmune pancreatitis. Intern Med. 2013; 52: 895-9.

〈川野充弘〉

2 病理診断科の立場から

はじめに

　IgG4 関連疾患は臨床所見，画像所見，病理所見を加味して総合的に診断する必要がある[1]．その中でも病理診断はこれまで重要視されてきた．それは IgG4 関連疾患の臓器病変は病理所見に基づいて同定されたものが多く，その組織像は特徴的であると考えられているからである．たしかに，典型的な症例では特徴的な組織所見を示すが，非典型的な所見が見られる症例や，特徴的な所見が出現しにくい臓器も知られており，日常診療で診断に悩むことは少なくない．本稿では IgG4 関連疾患の病理診断をどのように行うべきか，その注意点も含めて解説する．

IgG4 関連疾患の病理診断アプローチ

　IgG4 関連疾患の病理診断は HE 染色での組織所見と IgG4 免疫染色の所見の両方を評価する必要がある．HE 所見だけでも診断できる症例があるが，必ず免疫染色結果も診断に合致することは確認する必要がある．逆に，HE 所見が非典型的で，免疫染色結果から IgG4 関連疾患が疑われた症例では，最終的に IgG4 関連疾患でないことの方が圧倒的に多い．すなわち，まず HE 所見を確認し，IgG4 関連疾患に矛盾しないなら，免疫染色を追加するとよい．決して，IgG4 の免疫染色だけに基づいて診断してはならない．

IgG4 関連疾患の組織所見

　IgG4 関連疾患の特徴的な3つの組織所見は，びまん性のリンパ球・形質細胞浸潤，花むしろ状線維化(storiform fibrosis)，閉塞性静脈炎である[2-4]．びまん性のリンパ球・形質細胞浸潤は慢性炎症性疾患で非特異的に見られる所見であるが，IgG4 関連疾患でも必ず見られる(図1)．特に成熟リンパ球と成熟形質細胞に加えて，やや大型の免疫芽球を含め，様々な成熟段階の細胞が混在しているこ

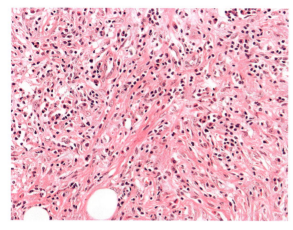

図 1
多数のリンパ球と形質細胞の浸潤が見られる．また，少数の好酸球も混在する．

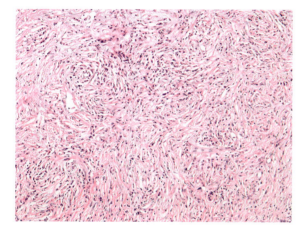

図 2 ● 花むしろ状線維化
膠原線維が編目状に見られる．

とが特徴である．リンパ増殖症で見られるような，monotonous な細胞浸潤は見られない．また，好酸球浸潤を伴うのも特徴である．

　花むしろ状線維化は膠原線維が車輪状や編目状の配列を示すものをいう(図2)．内部に浸潤する炎症細胞の程度は様々で，炎症細胞浸潤の強い線維化や，ほとんど炎症を伴わない線維化がある(図3)．花むしろ状の線維化は IgG4 関連疾患に特異性が高いが，他の疾患でも同様の線維化が見られることがあるので，注意が必要である．たとえば，癌の周囲や，感染症の周囲でも類似の変化が出現することがある．

　閉塞性静脈炎も IgG4 関連疾患に特異性の高い所見である．中型の静脈が炎症

I．総論

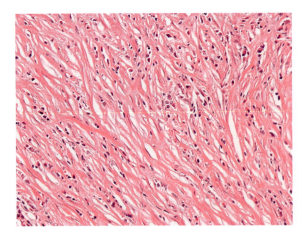

図3● 花むしろ状線維化
硬化した線維化で，ほとんど炎症を伴わないが，特徴的な線維の配列が確認できる．

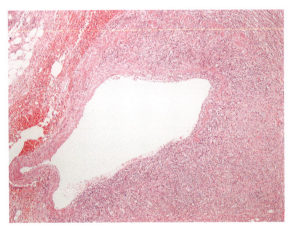

図4● 閉塞性静脈炎
比較的大型の静脈壁から内腔に硬化性炎症が波及し，内腔が一部狭小化している．完全閉塞していないが閉塞性静脈炎と考えられる所見．

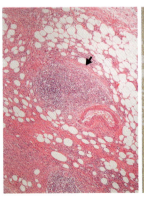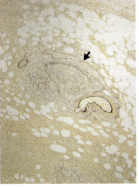

図5● 閉塞性静脈炎
HE染色(左)では動脈に隣接して炎症細胞の集簇を伴う結節が見られる(→)．Elastica van Gieson染色で弾性線維を染色すると，結節が閉塞した静脈であることがわかる(→)．

2. 病理診断科の立場から

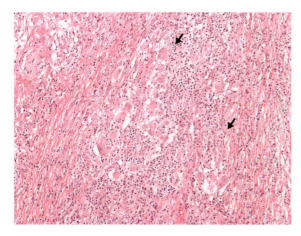

図 6 ● IgG4 関連唾液腺炎
類上皮細胞の集簇からなる肉芽腫形成が見られる(→). IgG4 関連疾患では非常に稀な所見である. 本例は他の組織像や臨床所見は IgG4 関連疾患に典型的であった.

細胞浸潤を伴って閉塞するのが典型像であるが，不完全な閉塞のみのこともある(図 4). 完全に閉塞した静脈は HE 染色では同定しにくいが，動脈に隣接して炎症細胞が集簇した小結節が見られる際，閉塞性静脈炎を疑うとよい(図 5). 弾性線維染色を行うと，静脈壁の弾性線維が描出されるため，閉塞性静脈炎が明瞭となる. IgG4 関連疾患の可能性がある時は，HE で静脈閉塞が明瞭でなくても，弾性線維染色を併用することが望まれる. また，他の炎症性疾患でも静脈が閉塞することはしばしば見られるが，炎症を伴わないことで閉塞性静脈炎と区別される.

IgG4 関連疾患で見られない所見

IgG4 関連疾患の診断には上述の特徴的な所見だけでなく，IgG4 関連疾患では通常見られない所見がないことを確認することも重要である. たとえば，好中球浸潤，壊死，膿瘍，肉芽腫，黄色肉芽腫性炎症がこれに相当する[2]. 肺病変では肺胞腔内に好中球が見られることや，きわめて稀に肉芽腫を伴う IgG4 関連疾患があるが(図 6)，通常はこれらの変化が顕著な病変では IgG4 関連疾患は考えにくい.

臓器別の組織変化

いずれの臓器に発生しても基本的な組織所見は共通しているが，各臓器病変で

少し組織像が異なる点も知られている．たとえば，肺病変では肺胞腔内に好中球浸潤を伴うことや，肺動脈に閉塞性動脈炎が見られることがある[5]．涙腺・唾液腺病変では花むしろ状の線維化や閉塞性静脈炎は目立たず，逆に他臓器病変に比べてリンパ濾胞の形成が目立つ．腎病変でも閉塞性静脈炎を伴わないことが多いが，これは腎生検では大型の静脈が採取されないからかもしれない．

IgG4 免疫染色

IgG4 の免疫染色では形質細胞に陽性像が確認できる（図 7）．しばしば上皮や間質にも IgG4 の陽性像が見られるが，その意義はよくわかっていない．少なく

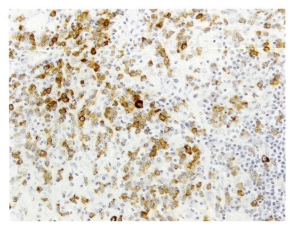

図 7 ●
IgG4 免疫染色を行うと，形質細胞の細胞質に強い陽性像が見られる．

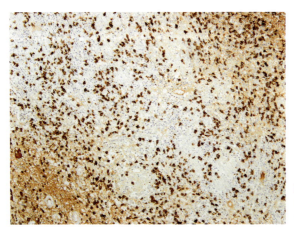

図 8 ●
IgG4 陽性細胞は病変内にびまん性に分布する．

とも診断に際しては，形質細胞での発現を評価する必要がある．

IgG4 の免疫染色は陽性細胞の分布，陽性細胞数，IgG4/IgG 陽性細胞比の 3 点に関して評価する必要がある．

1. IgG4 陽性細胞の分布

IgG4 関連疾患では IgG4 陽性細胞は炎症のある部位にびまん性に見られる（図 8）．数や比率の基準を満たしていても，陽性細胞が限局性に集簇している症例では IgG4 関連疾患は考えにくい．

2. IgG4 陽性細胞の数

古い基準では IgG4 陽性細胞が強拡大 1 視野に 10 個以上あると IgG4 関連疾患が疑われると記述されていたが，この基準は低すぎる[6]．現在では，強拡大 1 視野（対物レンズ 40 倍）に見られる陽性細胞数を，顕微鏡下もしくは顕微鏡写真上で算出し，臓器別に定められた診断に必要な陽性細胞数を満たすか評価する必要がある（表 1）[2]．臓器別に異なる基準が設定された根拠は，臓器によって炎症細胞浸潤や線維化の程度が異なるからである．また，生検検体では低い基準を使用する．

3. IgG4/IgG 陽性細胞比

IgG4/IgG 陽性細胞比が増加することも IgG4 関連疾患の特徴であり，IgG 陽性細胞を IgG4 陽性細胞と同じ視野で測定し，その比率を算出する必要がある（図 9）．IgG4 関連疾患の診断には IgG4/IgG 細胞比が 40％以上でなければならない．40％は最低ラインであり，典型例では 70％以上に増加する．IgG の免疫染色は IgG4 よりもバックグラ

表 1 ● IgG4 陽性細胞数の臓器別基準

臓器	IgG4 陽性細胞数（強拡大 1 視野*）
髄膜	10
涙腺	100
唾液腺	100
リンパ節	100
肺	50
肺生検	20
胸膜	50
膵臓	50
膵生検	10
胆管	50
胆管生検	10
肝臓	50
肝生検	10
腎臓	30
腎生検	10
動脈	50
後腹膜	30
皮膚	200

*対物レンズ 40 倍，視野数 2.2 に基づく

Ⅰ. 総論

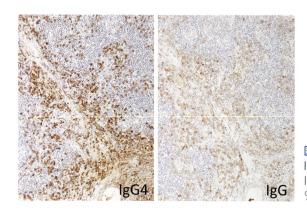

図9 ● IgG4免疫染色(左)とIgG免疫染色(右)の比較
IgG4/IgG陽性細胞比は70％以上であることがわかる．

ウンドの染色が出やすく，評価が難しい．評価不可能の場合は，HE染色で算出した形質細胞の数で代用するとよい．癌の周囲，キャッスルマン病などのリンパ増殖症，他の炎症性疾患でIgG4陽性細胞が多数見られ絶対数の基準を満たしていても，IgG4/IgG陽性細胞比が40％以下であることが多く，この基準はIgG4関連疾患のoverdiagnosisを避ける上で重要である．

生検診断

　上述した組織所見に基づくと，外科的に切除された病理検体であればIgG4関連疾患の診断は難しくない．しかし，現在求められているのは生検でIgG4関連疾患を診断することである．生検診断のわれわれの経験はいまだ限られており，この疾患を生検で診断することは難しいと言わざるを得ない．

　IgG4関連疾患が疑われる患者で生検を行う目的は2つあることは知っておく必要がある．1つはIgG4関連疾患に合致する組織所見が得られれば，IgG4関連疾患の診断をサポートする所見となる．ただし，リンパ球・形質細胞浸潤，花むしろ状線維化，閉塞性静脈炎のうち，生検で見られるのはリンパ球・形質細胞浸潤だけであることが多く，免疫染色の重要性が相対的に増す．閉塞性静脈炎はHE染色で明確でなくても弾性線維で明瞭化することがあるので，IgG4関連疾患が鑑別になる生検検体では全例で弾性線維染色を行った方がよい(図10)．

　生検を行うもう1つの目的はIgG4関連疾患を否定することである．炎症性疾患では生検で診断を否定することは通常難しい．たとえば，サルコイドーシス疑いの患者で，肺生検で肉芽腫が見られなくてもその診断は否定できない．しかし，

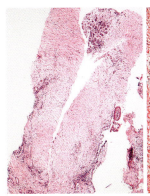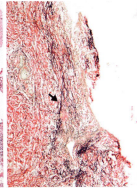

図10 ● 自己免疫性膵炎症例の膵生検
HE染色(左)では線維化が主体で閉塞性静脈炎は明確でなかったが，Elastica van Gieson染色(右)を行うと閉塞した静脈が確認される(→)．

IgG4関連疾患では否定することができる．なぜならIgG4関連疾患で出現しない組織所見が知られているからである．上述したとおり，壊死，好中球浸潤や肉芽腫はIgG4関連疾患では見られない所見であり，生検でこれらの所見が見られる症例ではたとえ明確な診断がつかなくても，IgG4関連疾患は考えにくく，その可能性を否定できる．

IgG4関連疾患が疑われた際，どの臓器から採取すると診断率が高いのだろうか．膵臓の超音波内視鏡下穿刺生検(EUS-FNA)は術者の技量にも左右されるが，80％を超える診断率が得られている．肝生検では30％程度，口唇生検も30％，経気道的気管支生検で40％である．もちろんこれらの臓器に画像的に異常がある症例で生検の対象となるが，例外は口唇生検で，頭頸部病変が明確でなくてもブラインドで口唇生検を行うと多数のIgG4陽性細胞の浸潤が見られることがある．

おわりに

IgG4関連疾患が認識されるにつれ，IgG4陽性細胞の浸潤が過度に重視されている感がある．IgG4陽性細胞の浸潤はIgG4関連疾患に特異的な所見ではないため，陽性細胞の浸潤を客観的に評価し，HE染色での形態変化や臨床像と照らし合わせて診断する必要がある．

● **文献** ●

1) Stone JH, Zen Y, Deshpande V. IgG4-related disease. N Engl J Med. 2012; 366: 539-51.
2) Deshpande V, Zen Y, Chan JK, et al. Consensus statement on the pathology of IgG4-related disease. Mod Pathol. 2012; 25: 1181-92.
3) Zen Y, Harada K, Sasaki M, et al. IgG4-related sclerosing cholangitis with and without hepatic inflammatory pseudotumor, and sclerosing pancreatitis-associated sclerosing cholangitis: do they belong to a spectrum of sclerosing pancreatitis? Am J Surg Pathol. 2004; 28: 1193-203.
4) Zen Y, Nakanuma Y. IgG4-related disease: a cross-sectional study of 114 cases. Am J Surg Pathol. 2010; 34: 1812-9.
5) Zen Y, Inoue D, Kitao A, et al. IgG4-related lung and pleural disease: a clinicopathologic study of 21 cases. Am J Surg Pathol. 2009; 33: 1886-93.
6) Strehl JD, Hartmann A, Agaimy A. Numerous IgG4-positive plasma cells are ubiquitous in diverse localised non-specific chronic inflammatory conditions and need to be distinguished from IgG4-related systemic disorders. J Clin Pathol. 2011; 64: 237-43.

〈全　陽〉

3 放射線科の立場から

はじめに

　IgG4関連疾患は中高年男性に好発する原因不明の疾患で臨床的に血清IgG4高値，ステロイド治療が奏効するといった特徴を有し，病変はリンパ球形質細胞浸潤，線維化から形成される[1,2]．本疾患の診断は臨床，画像，病理所見を総合的に判断してなされるが，超音波(ultrasonography：US)，CT，MRIといった画像検査は本疾患を最初に疑う際のきっかけとして，特に大きな役割を担っている．特に全身病変を横断的に評価可能なCTは全身臓器に異時性，同時性に病変を形成するIgG4関連連疾患の画像検査において中核的な役割を担う．IgG4関連疾患の画像診断戦略としては本疾患が疑われた際には，特に腎機能障害やアレルギーなどがなければ，造影CTにて全身病変の検索を行い，検出された各臓器病変に対して適宜US，造影MRIといった画像検査を追加して行う．各臓器病変の評価は典型的な画像所見を呈するもの以外には少なくとも2つ以上の画像モダリティーを併用して行うことが望ましい．

　IgG4関連疾患は全身各臓器に病変を生じるが，特に膵臓，唾液腺，涙腺，腎臓，動脈周囲病変の頻度が高く，大多数の症例はこれらtop 5病変の少なくとも1つを有する[3]．このことから，IgG4関連疾患に関わる医師はそれぞれの専門臓器以外にも，これらtop 5病変の画像所見には特に精通しておく必要がある．

膵病変

　膵病変は自己免疫性膵炎(autoimmune pancreatitis：AIP)として広く知られ，IgG4関連疾患の疾患概念確立の先駆けとなった病変である[4,5]．IgG4関連疾患の中でも最も高頻度に見られ，臨床像，画像所見もよく知られている[6,7]．画像上は典型的には膵実質の腫大(ソーセージ様腫大)を呈する．ダイナミックCTでは膵実質相では正常膵実質に比較して低吸収を示し，後期相にかけて徐々に染まり上がる漸増性もしくは遅延性の増強効果を示すが，これは自己免疫性膵

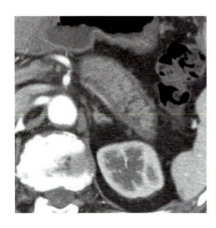

図1 ● 自己免疫性膵炎典型像(82歳男性)
膵臓実質の腫大と実質を取り囲むcapsule-like rim を認める.

炎の病理的特徴である線維化や閉塞性静脈炎を反映した所見と考えられる．MRIでは罹患した膵実質はT1強調像(T1WI)で低信号，T2強調像(T2WI)，拡散強調像(DWI)で軽度〜中等度高信号を呈するが，特にT1WI画像は膵実質病変の検出に優れ，腫大が軽度な症例やCTで病変の有無がはっきりしないような病変でもT1WI画像で描出される場合がある．膵管は狭細化し，尾側膵管の拡張を伴うことがある．MRCPでは胆管膵管像の全体像を非侵襲的に把握することが可能であるが，胆管像，膵管像の詳細評価にはERCPが必要となる．

最も特徴的な所見はcapsule-like rimと呼ばれる膵実質を全周性，もしくは部分的に取り囲むように見られる帯状構造で，主に線維成分からなる[6,7](図1)．このため，ダイナミックCTでは漸増性にゆっくりと増強され，MRIではいずれのシークエンスでも低信号を呈する．ソーセージ様腫大とこのcapsule-like rim の両者を呈するような典型的な症例ではまず診断に迷うことはなく，血清IgG4値と併せて組織学的検索なしに診断を確定することが可能である[8]．

一方，AIPの概念が広く知られるにつれ，非典型像を呈するAIPに遭遇する頻度が増えてきている．特に膵臓に部分的に病変を生じるfocal AIPと呼ばれるタイプの病変では膵癌との鑑別が問題となる．また膵内に限局性病変が多発するような症例も見られる(multi-focal AIP)[9]．画像上の鑑別点としてこれまで病変内を膵管が閉塞することなく貫通する(duct penetrating sign)所見やT1WIや膵実質相で病変内に点状，斑状の高信号や造影効果が見られる(speckled enhancement)所見が報告されている他，内部壊死や変性が少ないことを反映し，

3. 放射線科の立場から

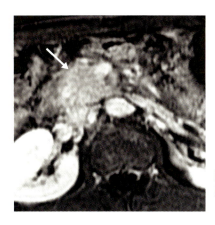

図 2 ● Focal AIP（60 歳男性）
膵頭部に腫瘤を認める（→）．内部に点状濃染（speckled enhancement）を認める．

後期相画像で均一に濃染することが知られている[10-12]（図 2）．また AIP では周囲脂肪組織への炎症波及は軽度のことが多く脂肪織との境界は明瞭に保たれるのに対し，通常膵癌では被膜外浸潤を呈すると周囲脂肪組織内に索状構造として描出される．このため，病変と周囲脂肪組織の境界面に関しても慎重に評価することが必要である．また画像上鑑別が困難な症例においては EUS 下での生検が必須であり，血清 IgG4 値のみに頼って安易に診断すべきではない．

涙腺/唾液腺病変

涙腺/唾液腺病変は典型的には両側の腫大として見られる．境界は明瞭で内部石灰化や壊死，導管拡張などは通常見られない．このため，特に後期相画像では均一に濃染される．MRI では T1WI 低信号，脂肪抑制 T2WI で軽度高信号を呈する他，DWI でも軽度高信号を呈する．唾液腺の中では顎下腺病変の頻度が高い．涙腺，顎下腺病変がともに見られた場合はかなり強く本症の可能性を疑うことが可能である．そのため，撮像時（特に初回診断時）には涙腺，顎下腺がともに撮像内に含まれるようにする必要がある．また MRI では，眼窩部の評価において後述する神経周囲病変の有無にも注意を払う必要がある．US では内部に低エコー域が多発し，周囲を取り囲むように線状の高エコー域が見られる（石垣状）所見を呈する（図 3）．涙腺/唾液腺病変の画像評価で問題になるのが，涙腺/唾液腺のサイズの正常値が決まっておらず，そのため腫大の定義が定まっていないことである．このためしばしば「臨床的に明らかに顎下腺がかたく触れるのに CT

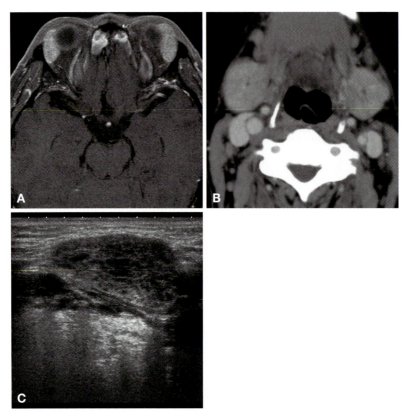

図 3 ● 涙腺,顎下腺病変
A:54 歳男性.両側涙腺腫大を認める.
B,C:75 歳男性.両側顎下腺腫大を認める(B).
　　US では内部に石垣状構造を認める(C).

を撮っても"明らかな腫大なし"とレポートされる」ことが起こりうる.このため,涙腺/顎下腺病変が疑われた際には内部構造の描出に優れる US が第一選択の検査として有用である.重要な鑑別疾患は特に涙腺単独病変では MALT リンパ腫が挙げられ,現時点で画像上の鑑別点は明らかではない.顎下腺病変や神経病変の有無が鑑別に有用な所見であるが,単独病変の場合は組織学的な検索が必要になる.

腎尿路系病変

　典型的には尿細管間質性腎炎を反映し，造影CTにて特に皮質優位相(動脈優位相)で主に皮質を主体に多発性の斑状，円形造影不良域を呈する[13](図4)．病変は後期相(排泄相)にかけてゆっくりと漸増性に増強される．MRIではT1WI，T2WIともに低信号を示し，DWIで高信号を呈する．通常両側腎に見られる．あくまで第一選択の検査はダイナミックCTであるが腎機能低下や造影剤アレルギーなどがあるような症例では非造影のMRIを施行し，病変の分布を把握しておくことで生検時のサンプリングエラーを減少させることが可能となる．画像上は腎盂腎炎や腎梗塞，血管炎などが鑑別になるが臨床的に鑑別が可能となる場合が多い．また腎病変は他臓器病変を伴う頻度が高く，全身検索が特に有用である．腎実質病変の非典型像としては，片腎に単発性乏血性腫瘤を形成する場合と，両側腎実質の著明な腫大を呈する場合がある．前者は腎癌との鑑別が問題になることがあり，生検診断が必要になる．後者は臨床的に著明な腎機能低下を呈することが多く，画像上は悪性リンパ腫や白血病の腎浸潤などが鑑別になる．

　一方，腎盂〜尿管に病変が生じた際には画像上壁肥厚として描出される[13,14]．腎盂尿管のどの部位にも病変は生じるが，腎盂〜上部尿管病変の頻度が高い．罹患部粘膜面は平滑に保たれることが多く，水腎症を伴うことがあるが，通常は軽

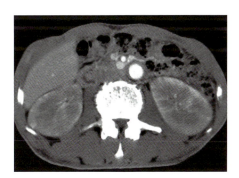

図4 ● 腎実質病変(68歳男性)
両側腎皮質に多発造影不良域を認める．

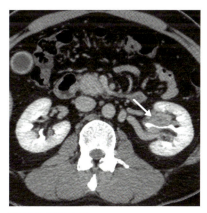

図5 ● 腎盂病変
左腎盂壁の肥厚を認めるが，罹患部内腔は平滑で水腎症も見られない(→)．

度~中等度である(図5).動脈相画像では保たれた正常上皮が病変と内腔の間に線状の濃染構造として同定されることがある.この点は上皮から生じ,周囲に浸潤性に発育する腎盂/尿管癌との鑑別点として重要である.特に鑑別に迷うような症例は,尿細胞診に加え,逆行性/排泄性尿路造影などで罹患部内腔面の評価を行うことが有用であるが,造影CTでも通常撮像されるタイミングの画像に加え,造影剤投与後5分程度以上待って排泄相画像を撮像することで多くの症例では内腔面の性状評価は可能である.

動脈病変

動脈病変はこれまで後腹膜線維症として報告されてきたが比較的近年IgG4関連疾患の標的臓器として認識された[15].病変は動脈の外膜に形成され,画像上は典型的には動脈を全周性に取り囲むような軟部影として描出される.大動脈およびその一次分枝のどこにでも形成されるが,特に腹部大動脈~腸骨動脈病変の頻度が高く,尿管を巻き込み,水腎症をきたす場合がある.病変内に石灰化や壊死は見られず,後期相画像で均一に濃染される.病変内を肋間動脈や腰動脈,下腸間膜動脈といった細動脈が狭窄や閉塞を受けずに貫通する所見が見られることがある[16](図6).また罹患動脈の高度狭窄や閉塞は稀であるが,病変が中膜におよぶと内腔の拡張が生じ,炎症性大動脈瘤を形成することがある.こういった症例では安易なステロイド治療が瘤径の拡張や破裂を生じる危険性がある[16,17].原因は不明であるが,男性に好発するIgG4関連疾患の中でも,動脈病変の頻度

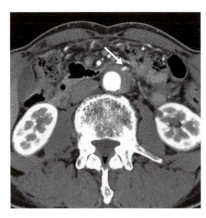

図6● 大動脈周囲病変(78歳男性)
大動脈外膜の肥厚を認める.病変内に下腸間膜動脈が貫通している(→).

が特に男性で高い．他臓器病変を伴う場合には診断は比較的容易であるが，単独病変の場合は画像上 IgG4 非関連の動脈周囲炎や悪性リンパ腫との鑑別が問題となり，CT ガイド下生検などの組織診断が必要となる．

肺病変

　IgG4 関連疾患の中でも特に診断に難渋することが多く，理解の進んでいないのが肺病変である．その理由としては，画像所見が他臓器に比較して多彩で鑑別が多岐にわたることや，病変が粘膜下に主座を有するため，経気管支肺生検（TBLB）にて診断に十分な組織が得られにくいことが挙げられる．病変は主に肺内結合組織（リンパ路）に沿って形成され，画像はこれらの病理所見を反映する[18,19]．われわれは CT 所見を見られる所見と病変の主座に注目して Solid nodular, Alveolar Interstitial, Round-shaped GGO（ground glass opacity），Bronchovascular の 4 タイプに分けて報告した[19]．Solid nodular タイプの病変はこれまで炎症性偽腫瘍として報告されてきたような病変であり，単発性の腫瘤形成を呈する[20]．画像上は Round-shaped GGO タイプ（きわめて稀）の病変とともに原発性肺癌が鑑別になる．多くは CT ガイド下生検や胸腔鏡下での組織診断を要する．

　Alveolar Interstitial タイプの病変はいわゆる間質性肺炎として肺病変が認識されだしたころに報告された病変で，斑状すりガラス影と気管支や肺胞腔の軽度の牽引性拡張を伴う[19,21]．画像上は他の NSIP（non-specific interstitial pneumonia）との鑑別が問題になり，特に肺単独病変の場合には血清 IgG4 値と併せて胸腔鏡下生検が確定診断には必要になることが多い．

　上記 4 タイプのうち最も頻度が高く，肺病変の典型像と考えられるのが Bronchovascular タイプの病変であり，CT 上気管支血管束腫大，小葉間隔壁肥厚，すりガラス影が混在して見られる（図7）．病変は上皮下に形成されるため，腫大部気管支内腔は平滑に保たれる．画像上は癌性リンパ管症やサルコイドーシス，multicentric Castleman disease（MCD）が鑑別に挙がるが，特に MCD では血清 IgG4 の上昇を伴うことがあり，臨床上，貧血や血小板上昇，CRP 上昇など通常 IgG4 関連疾患では見られない症状，所見を呈するため，両者の鑑別には血清 IgG4 値に加え，これらの所見を加味してあたる必要がある[22]．

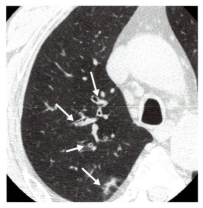
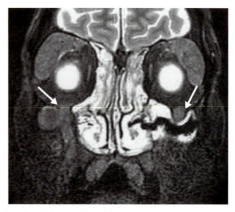

図7 ● 肺病変典型像（64歳男性）
右上葉に気管支血管束の腫大とすりガラス影を認める（→）.

図8 ● 神経周囲病変
両側涙腺腫大に加え，眼窩下神経の腫大を認める（→）.

神経周囲病変

　近年，神経がIgG4関連疾患の標的臓器として認識された．好発部位は眼窩領域で，特に眼窩上・眼窩下神経，視神経に好発し，涙腺病変と合併する頻度も高く，これらの評価には眼窩部のMRI，特に冠状断像が有効である[23]（図8）．病変は罹患神経に沿った軟部影として描出され，視神経などの大きな神経では病変内に神経が貫通して見られる．また体幹部の神経周囲にも見られることがあり，認識していないと見逃される可能性があるため，画像をチェックする際には特に注意を払う必要がある．通常神経症状は伴わないことが多いが，視神経周囲病変では特に視神経管周囲に病変を生じた場合には圧迫によりうっ血乳頭や視力低下といった症状を呈することがあり，注意が必要である．

肝胆道系病変

　胆道病変は膵病変をはじめ，他臓器病変を伴う頻度が高く，特に膵内胆管の頻度が高い．画像上は後期相で同心円状の壁肥厚として描出される．また，肝門部や肝内胆管に生じた際には肝門部胆管癌や原発性硬化性胆管炎が鑑別になる．現時点では他臓器病変の有無が診断上最も重要な鑑別の手がかりになるが，単発病変の報告の多くが外科切除例であることからもわかるように，胆管病変の画像所見のみでの鑑別はきわめて困難である[24]．肝門部に生じた病変が肝内グリソン

鞘に沿って広がると腫瘤を形成し，いわゆる炎症性偽腫瘍を形成する．この場合も胆管癌との鑑別は困難なことが多く，組織診断が必要となる[25]．

おわりに

ここまでIgG4関連疾患の画像所見について概説した．繰り返しになるが，画像所見は本疾患の診断の最初のきっかけとして非常に重要な役割を担っている．特に初回評価時の画像評価を誤るとそれ以降の診断が大きくぶれ，患者に大きな不利益となる．

本症は全身各臓器に病変を形成する上に，各臓器病変が多彩であり，鑑別も多岐にわたるが，各臓器病変に典型像，最も診断に適した画像モダリティーが存在し，決して"何でもあり"ではない．各臓器病変をていねいに画像で評価し，診断に結びつけていくことが重要であるとともに，画像で鑑別しきれないような症例や悪性が疑われるような症例に対しては生検などによる組織診断を躊躇してはならない．

●文献●

1) Stone JH, Zen Y, Deshpande V. IgG4-related disease. N Engl J Med. 2012；366：539-51.
2) Deshpande V, Zen Y, Chan JK, et al. Consensus statement on the pathology of IgG4-related disease. Mod Pathol. 2012；25：1181-92.
3) Inoue D, Yoshida K, Yoneda N, et al. IgG4-related disease: dataset of 235 consecutive patients. Medicine(Baltimore). 2015；94：e680.
4) Hamano H, Kawa S, Horiuchi A, et al. High serum IgG4 concentrations in patients with sclerosing pancreatitis. N Engl J Med. 2001；344：732-8.
5) Hamano H, Kawa S, Ochi Y, et al. Hydronephrosis associated with retroperitoneal fibrosis and sclerosing pancreatitis. Lancet. 2002；359：1403-4.
6) Irie H, Honda H, Baba S, et al. Autoimmune pancreatitis: CT and MR characteristics. AJR Am J Roentgenol. 1998；170：1323-7.
7) Sahani DV, Kalva SP, Farrell J, et al. Autoimmune pancreatitis: imaging features. Radiology. 2004；233：345-52.
8) Shimosegawa T, Chari ST, Frulloni L, et al. International consensus diagnostic criteria for autoimmune pancreatitis: guidelines of the international association of pancreatology. Pancreas. 2011；40：352-8.
9) Inoue D, Gabata T, Matsui O, et al. Autoimmune pancreatitis with multifocal mass lesions. Radiat Med. 2006；24：587-91.

10) Ichikawa T, Sou H, Araki T, et al. Duct-penetrating sign at MRCP: usefulness for differentiating inflammatory pancreatic mass from pancreatic carcinomas. Radiology. 2001; 221: 107-16.
11) Sugiyama Y, Fujinaga Y, Kadoya M, et al. Characteristic magnetic resonance features of focal autoimmune pancreatitis useful for differentiation from pancreatic cancer. Jpn J Radiol. 2012; 30: 296-309.
12) Wakabayashi T, Kawaura Y, Satomura Y, et al. Clinical and imaging features of autoimmune pancreatitis with focal pancreatic swelling or mass formation: comparison with so-called tumor-forming pancreatitis and pancreatic carcinoma. Am J Gastroenterol. 2003; 98: 2679-87.
13) Takahashi N, Kawashima A, Fletcher JG, et al. Renal involvement in patients with autoimmune pancreatitis: CT and MR imaging findings. Radiology. 2007; 242: 791-801.
14) Kawano M, Saeki T, Nakashima H, et al. Proposal for diagnostic criteria for IgG4-related kidney disease. Clin Exp Nephrol. 2011; 15: 615-26.
15) Kasashima S, Zen Y, Kawashima A, et al. Inflammatory abdominal aortic aneurysm: close relationship to IgG4-related periaortitis. Am J Surg Pathol. 2008; 32: 197-204.
16) Inoue D, Zen Y, Abo H, et al. Immunoglobulin G4-related periaortitis and periarteritis: CT findings in 17 patients. Radiology. 2011; 261: 625-33.
17) Mizushima I, Inoue D, Yamamoto M, et al. Clinical course after corticosteroid therapy in IgG4-related aortitis/periaortitis and periarteritis: a retrospective multicenter study. Arthritis Res Ther. 2014; 16: R156.
18) Zen Y, Inoue D, Kitao A, et al. IgG4-related lung and pleural disease: a clinicopathologic study of 21 cases. Am J Surg Pathol. 2009; 33: 1886-93.
19) Inoue D, Zen Y, Abo H, et al. Immunoglobulin G4-related lung disease: CT findings with pathologic correlations. Radiology. 2009; 251: 260-70.
20) Zen Y, Kitagawa S, Minato H, et al. IgG4-positive plasma cells in inflammatory pseudotumor(plasma cell granuloma)of the lung. Hum Pathol. 2005; 36: 710-7.
21) Taniguchi T, Ko M, Seko S, et al. Interstitial pneumonia associated with autoimmune pancreatitis. Gut. 2004; 53: 770-1.
22) Sato Y, Kojima M, Takata K, et al. Systemic IgG4-related lymphadenopathy: a clinical and pathologic comparison to multicentric Castleman's disease. J Clin Pathol. 2010; 63: 1084-9.
23) Inoue D, Zen Y, Sato Y, et al. IgG4-Related Perineural Disease. Int J Rheumatol. 2012; 2012: 401890.
24) Graham RP, Smyrk TC, Chari ST, et al. Isolated IgG4-related sclerosing cholangitis: a report of 9 cases. Hum Pathol. 2014; 45: 1722-9.

25) Zen Y, Fujii T, Sato Y, et al. Pathological classification of hepatic inflammatory pseudotumor with respect to IgG4-related disease. Mod Pathol. 2007; 20: 884-94.

〈井上　大〉

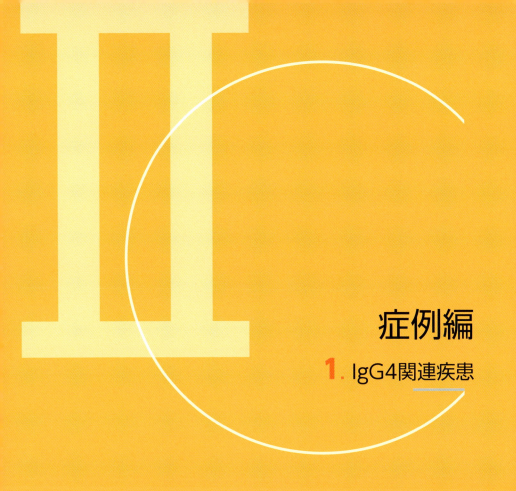

II 症例編

1. IgG4関連疾患

CASE 1

胃潰瘍の精査中に画像検査で偶然発見された1例

> **Point**
> - 腎臓は，IgG4関連疾患の好発臓器の1つである．
> - 腎病変を発見した場合には，機能障害を残さないために，なるべく早い段階でコンサルトを行って治療を開始することが望ましい．
> - FDG-PETを施行することで稀にCT，MRIで認識できていなかった病変が検出されることがある．

症例　56歳 男性

▶病歴

心窩部痛の精査のため，上部消化管内視鏡検査を受け，胃潰瘍(ヘリコバクターピロリ菌陽性)と診断された．その際に同時に施行された腹部エコーにて，肝腫瘤が指摘された．各種画像検査により，肝・腎・神経病変が存在し，悪性リンパ腫やIgG4関連疾患が疑われ，肝生検，腎生検にて精査予定となった．アレルギー疾患の既往歴はなく，家族に結核はいない．タバコ1日40本．

▶身体所見

涙腺腫大なし，顎下腺腫大なし，表在リンパ節触知せず，胸部異常なし，腹部には腫瘤は触れず，特記すべき異常を認めない．

検査所見(表1)では，eGFR 51.9と軽度の腎機能低下を認めたが，蛋白尿や血尿は認めなかった．肝機能や胆道系酵素にも異常は認めなかった．高IgG血症と著しいIgG4高値(IgG4 1,470)を認め，IgG4関連疾患が疑われる所見であった．血清IgEも高値で好酸球増多を認めていたが，血清補体価は正常であった．

造影CT上，肝の門脈臍部〜S2，S3に乏血性の腫瘤形成が認められた(図1)．腎では両側腎は軽度腫大しており，皮髄相，腎実質相にて低吸収を呈する病変の多発を認めた．病変の形態は楔状や結節状の形態を呈していた(図2)．一部(特

表1 ● 入院時の検査データ

	Value	Normal range
Urinalysis		
Protein	−	−
Occult blood	−	−
Sugar	−	−
G. cast	−	−
Urinary beta 2 microglobulin (ng/mL)	335	
Urinary N-acetyl-beta-D-glucosamidase (IU/L)	1.6	
Blood count		
White blood cells (/μL)	7,380	3,300-8,800
Eo (%)	6.6	0-6
RBC (/μL)	459	430-550
Hb (g/dL)	13.8	13.5-17.0
Plt (/μL)	21.6	13.0-35.0
ESR (mm/hr)	47	
Serum chemistry		
BUN (mg/dL)	18	8-22
Cr (mg/dL)	1.15	0.60-1.00
UA (mg/dL)	5.1	3.6-7.0
Na (mEq/L)	139	135-149
K (mEq/L)	4.2	3.5-4.9
Cl (mEq/L)	105	96-108
ALP (IU/L)	274	115-359
γGTP (IU/L)	19	10-47
AST (IU/L)	29	13-33
ALT (IU/L)	24	8-42
LDH (IU/L)	160	119-229
Amy (IU/L)	83	4-113
TP (g/dL)	8.3	6.7-8.3
Alb (g/dL)	4.2	4.0-5.0
HbA1c (%)	5.1	4.3-5.8
Immunological findings		
CRP (mg/dL)	0.1	0.0-0.3
IgG (mg/dL)	2,850	870-1,700
IgG4 (mg/dL)	1,470	<135
IgA (mg/dL)	283	110-410
IgM (mg/dL)	91	33-190
IgE (IU/mL)	456	<250
CH50 (U/mL)	34	32-47
C3 (mg/dL)	81	65-135
C4 (mg/dL)	16	13-35
Anti-nuclear antibody	×20	−
RF (IU/mL)	<9	<20
sIL-2R (U/mL)	1,300	220-530

Ⅱ．症例編

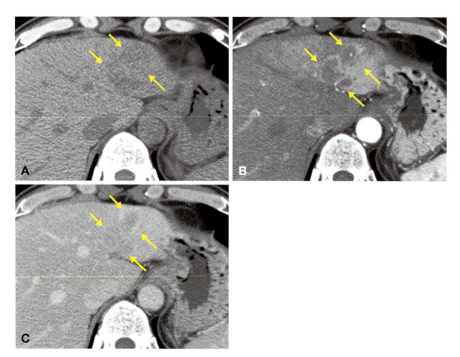

図1● 肝臓
A：単純 CT，B：造影 CT 動脈相，C：造影 CT 平衡相．
肝左葉に境界不明瞭な低吸収腫瘤（→）を認める（A）．造影早期相では病変は淡い低吸収を呈し（→），平衡相でも正常肝実質より低吸収（→）となっている（B，C）．

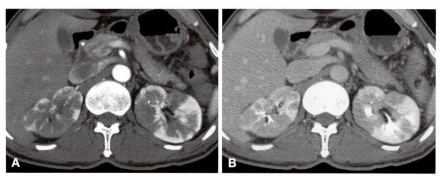

図2● 腎臓
A：造影 CT 皮髄相，B：造影 CT 腎実質相．
両腎には皮質から髄質にかけて多発する病変を認める．いずれの病変も，皮髄相，腎実質相にて低吸収を呈している．

1. IgG4 関連疾患— CASE 1

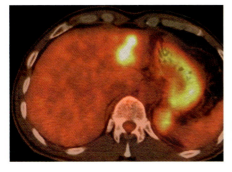

図 3 ● FDG-PET CT（肝臓）
肝左葉の病変に一致して，FDG の集積を認める．

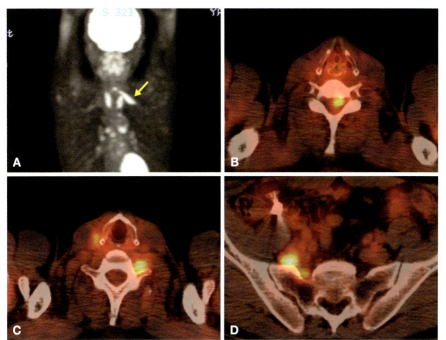

図 4 ● FDG-PET（神経病変）
左 C6 に一致する FDG の集積を認める（→）(A)．PET-CT では脊柱管内から椎間孔を介して病変が進展している（B，C）．右仙骨孔から連続する S1 病変が認められる（D）．

に右腎）では病変部に一致して皮質の陥凹所見を認めた．FDG-PET 検査では，肝臓の腫瘤性病変（図 3）と腎臓の多発性病変に一致して FDG の集積が認められた．他に左の C6 神経に沿った病変（図 4A〜C）や右仙骨孔部から仙骨前にかけての S1 病変（図 4D）も認められたが，臨床的には神経病変に一致するしびれな

Ⅱ．症例編

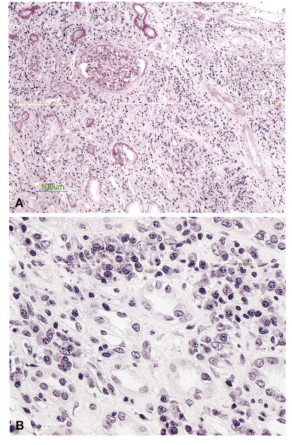

図5● 腎生検
A： PAS 染色（×100）．
　　高度の尿細管間質性腎炎を認める．
B： HE 染色（×400）．
　　間質に多数の形質細胞浸潤を認める．

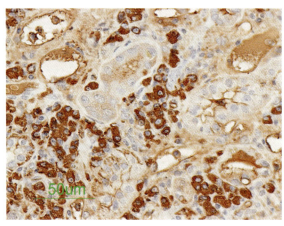

図6● 腎生検
IgG4 染色（×400）．
浸潤形質細胞の 70％以上が IgG4 陽性である．

どは認めなかった．これらの病変は CT では神経の腫大として捉えられたが，MRI は施行されなかった．

腎生検では，2 本の針生検のうち 1 本には高度の尿細管間質性腎炎を認めた（図 5A）．浸潤細胞は主にリンパ球と形質細胞で（図 5B），IgG4 陽性形質細胞は 156/high power field，IgG4/IgG 比 77％であった（図 6）．また，間質には線維化を認め，リンパ濾胞形成や尿細管の萎縮も認められた．糸球体はほぼ正常であった．一方，もう 1 本にはほとんど間質の炎症や線維化は認められず，ほぼ正常な腎組織であった．

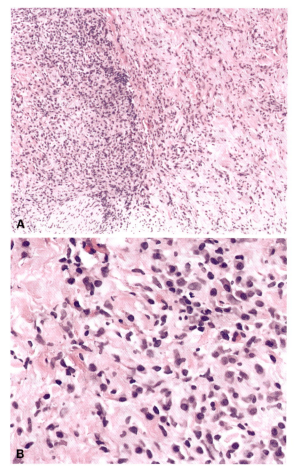

図 7 ● 肝生検
A：HE 染色（×100）．
肝実質は認めず線維性の結合組織内にリンパ球形質細胞浸潤を認める．神経周囲への炎症の波及も認める．
B：HE 染色（×400）．
好酸球浸潤を認める．

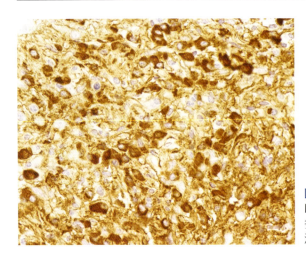

図8 ● 肝生検
IgG4 染色（×400）．
多数の IgG4 陽性形質細胞が
浸潤している．

　腫瘤部から採取された肝生検では，既存の肝実質は確認できず，大型の血管が内部に認められたことから，グリソン鞘周囲が採取されたものと思われた．線維性の結合組織内にびまん性のリンパ球と形質細胞浸潤が認められた（図7A）．好酸球浸潤が目立ち（図7B），神経束周囲への炎症の波及も認められた．閉塞性静脈炎は認められなかった．免疫染色では，多数の IgG4 陽性細胞が認められた（図8）．κ鎖とλ鎖の偏りは認められず悪性リンパ腫は否定的であった．

▶ 臨床経過

　血清 Cr が 1.30mg/dL（eGFR 45.4mL/min/1.73m^2）まで上昇したため PSL 30mg/日で治療を開始した．2カ月後には IgG4 470mg/dL，Cr 1.02mg/dL（eGFR 58.6）まで改善した．しかし，2カ月後の CT では多発性の腎病変の一部は瘢痕性の萎縮が目立つようになった．肝臓のグリソン鞘の病変は，1年半後の CT では縮小していたが，その後は8年目までのフォローで病変に変化は認めず，線維化が残ったものと考えられた．腎機能は，2年後には PSL 7mg/日の維持量で，Cr 0.89mg/dL（eGFR 68.0）と改善を維持していた．7年後に PSL 7mg から 6mg に減量した．8年後の最終観察時には PSL 5mg が投与されていたが，eGFR は 66.2 であり，8年間一度も再発は認めなかったが最終的に画像所見上の部分的な腎萎縮が認められた（図9）．

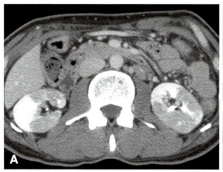 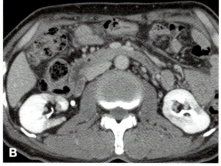

図9● 腎臓
A:造影CT(発症時),B:造影CT(7年後).
両腎の病変はいずれも縮小しており,同部の腎実質の菲薄化が目立つ.

病理医からのコメント

　腎臓に関しては,IgG4陽性形質細胞浸潤を主体としたplasma cell-rich尿細管間質性腎炎であり,花むしろ状線維化ははっきりしなかったが典型的なIgG4関連腎臓病に矛盾しない所見である.
　IgG4関連疾患の肝臓病変に関しては,硬化性胆管炎[1],炎症性偽腫瘍[2],自己免疫性肝炎類似の肝炎[3,4]が知られている.また,肝内の小型門脈域にIgG4陽性形質細胞の浸潤を伴う顕微鏡レベルの変化が見られることがあり,IgG4-related hepatopathy[5,6]と呼ばれている.本例は炎症性偽腫瘍に相当すると考えられる.また,本症例では血清学的に肝障害や胆道系酵素の異常を伴っていない点は興味深い.

放射線科医からのコメント

　本症例は,肝,腎,神経と多臓器に病変を呈した症例である.造影CTにおいて認められる腎臓の多発性造影不良域は,IgG4関連腎病変の特徴的な画像所見である[7,8].病変部は正常腎実質に比して,造影効果が低下し,皮髄相から腎実質相にかけての画像が病変検出に有用である.形態は皮質の小結節,斑状やくさび状病変などを呈する.また境界が非常に明瞭な場合と不明瞭な場合があり,後

者は腎全体に斑状に広がる病変(diffuse patchy involvement)として認識されることがある．肝病変に関しては，画像に関する報告はなく，本症例においても詳細な記載は行わないが，このような病変が存在することは考慮する必要がある．神経病変は，症状を伴わない場合，検出が困難であることが多い．本例においてはFDG-PETにて所見が検出されたが[9,10]，CTのみでは描出が困難な場合がある．

今回の症例の神経病変はFDG-PETを施行することで初めて認識された(当初のCTでは気づかれていなかった)病変であった．通常，IgG4関連疾患の画像診断は超音波，CT，MRIが主体となるがFDG-PETを施行することでこれらのモダリティーで当初気づけなかった病変が検出され，興味深い症例であった．

【本症例で画像的に鑑別が必要な疾患】

腎盂腎炎・腎梗塞／悪性リンパ腫／多発血管炎性肉芽腫症(granulomatosis with polyangiitis: GPA)／結節性多発動脈炎／サルコイドーシス

内科医からのコメント

涙腺・唾液腺，膵臓などのいわゆる典型臓器の合併のないIgG4関連疾患の症例である．今日，腎臓は，IgG4関連疾患の好発臓器の1つであることが明らかとなったが，診断時には，まだIgG4関連腎臓病の報告は少なく，一般的にこのような症例の診断は困難であった．特徴的な腎画像所見の見地から過去の文献を渉猟することにより，鑑別が必要な疾患として，腎盂腎炎や腎梗塞，悪性リンパ腫，多発血管炎性肉芽腫症(granulomatosis with polyangiitis: GPA)，結節性多発動脈炎，サルコイドーシスが挙げられた．これら1つ1つは，臨床像が本症例とは異なっており，腎生検の結果も総合してIgG4関連尿細管間質性腎炎と診断した．本例は，胃潰瘍の精査の過程で，画像検査で偶然にIgG4関連疾患と診断された．IgG4関連疾患は，症状に乏しいことが多く，診断が遅れがちである．腎臓に関しては，本例では，比較的早期に発見され，診断とほぼ同時にステロイド治療を行ったにもかかわらず，部分的な萎縮への進展を抑えきれなかった．したがって，腎病変を発見した場合には，機能障害を残さないために，なるべく早い段階での治療開始が望ましいものと考えられた[11,12]．

● 文献 ●

1) Nakanuma Y, Zen Y. Pathology and immunopathology of immunoglobulin G4-related sclerosing cholangitis: The latest addition to the sclerosing cholangitis family. Hepatol Res. 2007; 37 Suppl 3: S478-86.
2) Zen Y, Fujii T, Sato Y, et al. Pathological classification of hepatic inflammatory pseudotumor with respect to IgG4-related disease. Mod Pathol. 2007; 20: 884-94.
3) Umemura T, Zen Y, Hamano H, et al. IgG4 associated autoimmune hepatitis: a differential diagnosis for classical autoimmune hepatitis. Gut. 2007; 56: 1471-2.
4) Umemura T, Zen Y, Hamano H, et al. Clinical significance of immunoglobulin G4-associated autoimmune hepatitis. J Gastroenterol. 2011; 46 Suppl 1: 48-55.
5) Umemura T, Zen Y, Hamano H, et al. Immunoglobin G4-hepatopathy: association of immunoglobin G4-bearing plasma cells in liver with autoimmune pancreatitis. Hepatology. 2007; 46: 463-71.
6) Nakanuma Y, Ishizu Y, Zen Y, et al. Histopathology of IgG4-Related Autoimmune Hepatitis and IgG4-Related Hepatopathy in IgG4-Related Disease. Semin Liver Dis. 2016; 36: 229-41.
7) Takahashi N, Kawashima A, Fletcher JG, et al. Renal involvement in patients with autoimmune pancreatitis: CT and MR imaging findings. Radiology. 2007; 242: 791-801.
8) Kawano M, Saeki T, Nakashima H, et al. Proposal for diagnostic criteria for IgG4-related kidney disease. Clin Exp Nephrol. 2011; 15: 615-26.
9) Kim F, Yamada K, Inoue D, et al. IgG4-related tubulointerstitial nephritis and hepatic inflammatory pseudotumor without hypocomplementemia. Intern Med. 2011; 50: 1239-44.
10) Inoue D, Zen Y, Sato Y, et al. IgG4-Related Perineural Disease. Int J Rheumatol. 2012; 2012: 401890.
11) Saeki T, Kawano M, Mizushima I, et al. The clinical course of patients with IgG4-related kidney disease. Kidney Int. 2013; 84: 826-33.
12) Mizushima I, Yamamoto M, Inoue D, et al. Factors related to renal cortical atrophy development after glucocorticoid therapy in IgG4-related kidney disease: a retrospective multicenter study. Arthritis Res Ther. 2016; 18: 273.

〈川野充弘, 全　陽, 井上　大, 吉田耕太郎〉

CASE 2
原因不明の視力障害で発症した 1 例

> **Point**
> - 視神経が傷害され原因不明の視力低下で発症することがある．
> - 胃病変は，近年その存在が明らかとなった IgG4-RD の新規病変である．
> - IgG4 関連疾患として CT，MRI などにより全身のスクリーニング中に新規病変が発見されることがある．

症例　67 歳 男性

▶ 病歴

67 歳男性が右目の視力低下の精査ため当院に入院した．患者は 17 年前に高血圧を指摘され加療を受けていた．入院 12 年前に膀胱癌と診断され膀胱鏡による手術を受けた．同時に右顎下腺の腫脹を指摘され摘出術を受けた．5 年前に膀胱鏡による追加手術を受けた際，左眼の視力低下に気付き眼科で精査を受け緑内障として加療されていた．その後も視力・視野障害が進行したので，当院眼科を紹介された．眼圧が lowteen で安定していた経過や視野障害のパターンから，緑内障ではなく視神経症が疑われた．

▶ 身体所見

両側の眼球突出と眼瞼腫脹あり，顎下腺や耳下腺の腫大は認めず，頸部リンパ節は触知せず，その他の表在リンパ節にも腫大は認めず，胸腹部に特に異常は認めない．

検査所見（表 1）では，赤沈の亢進，CRP 陰性，Cr 1.06mg/dL，TP 9.2g/dL，IgG 4,285mg/dL，IgG4 2,090mg/dL，補体正常（CH50 58IU/mL，C3 100mg/dL，C4 37mg/dL），RF 陰性，ANA 陰性であった．

頭部 MRI では，両側外眼筋の筋腹に腫大を認め，T2 強調画像で高信号，造影で均一な濃染を認めた．また両側の視神経周囲に沿って腫瘤形成を認め，眼窩上神経，眼窩下神経に沿っても広範な腫瘤を形成していた．いずれの病変も内部

表 1 ● 入院時の検査データ

	Value	range
Urinalysis		
Protein	−	−
Occult blood	1+	−
Sugar	−	−
G. cast	−	−
Urinary beta 2 microglobulin (ng/mL)	<75	
Urinary N-acetyl-beta-D-glucosamidase (IU/L)	2.6	
Blood count		
White blood cells (/μL)	7,090	3,300-8,800
Eo (%)	8.6	0-6
RBC (/μL)	484	430-550
Hb (g/dL)	14.5	13.5-17.0
Plt (/μL)	22.5	13.0-35.0
ESR (mm/hr)	74	
Serum chemistry		
BUN (mg/dL)	19	8-22
Cr (mg/dL)	1.06	0.60-1.00
UA (mg/dL)	7.2	3.6-7.0
Na (mEq/L)	146	135-149
K (mEq/L)	4.8	3.5-4.9
Cl (mEq/L)	110	96-108
ALP (IU/L)	239	115-359
γGTP (IU/L)	12	10-47
AST (IU/L)	23	13-33
ALT (IU/L)	10	8-42
LDH (IU/L)	191	119-229
TP (g/dL)	9.2	6.7-8.3
Alb (g/dL)	3.9	4.0-5.0
HbA1c (%)	5.1	4.3-5.8
Immunological findings		
CRP (mg/dL)	0.3	0.0-0.3
IgG (mg/dL)	4,285	870-1,700
IgG4 (mg/dL)	2,090	<135
IgA (mg/dL)	233	110-410
IgM (mg/dL)	41	33-190
IgE (IU/mL)	4,667	<250
CH50 (U/mL)	58	32-47
C3 (mg/dL)	100	65-135
C4 (mg/dL)	37	13-35
Anti-nuclear antibody	<×20	−
RF (IU/mL)	<10	<20
sIL-2R (U/mL)	1,056	220-530

Ⅱ．症例編

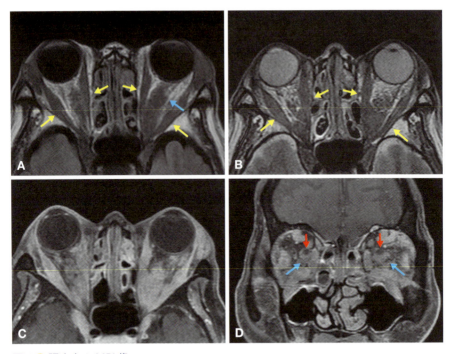

図1 ● 眼病変のMRI像
A：T1強調画像，B：T2強調画像，C：脂肪抑制併用造影T1強調画像，D：脂肪抑制併用造影T1強調画像（冠状断像）．
両側の外眼筋腫大と視神経周囲の軟部影を認める（黄→：外眼筋，青→：視神経周囲軟部影）(A)．T2強調像では軽度高信号である(B)．造影では外眼筋，視神経に強く均一な増強効果を認める(C)．冠状断像では軟部影が視神経を取り囲むように存在している（青→）(D)．赤→：視神経．

構造は均一でT1強調像で低信号，T2強調像で高信号，造影で均一な増強効果を認めた（図1）．また三叉神経第2枝である下顎神経に沿ってメッケル洞から側頭下窩にかけて神経周囲軟部影を広範に認めた（図2）．

　CT所見では，両側の眼窩上・下神経の腫大，視神経の腫大，外眼筋の腫大，下垂体柄の腫大，両側気管支血管束の腫大，縦隔および肺門リンパ節の腫大，椎体腹側の板状軟部影，肝右葉の軟部腫瘤，腹部大動脈から両側総腸骨動脈周囲軟部影，骨盤内の後腹膜脂肪織の濃度上昇を認めた（図3）．胃前庭部には腫瘤形成を認めた（図4）．涙腺は，CTでは腫大ははっきりしなかったが，エコーにて

1. IgG4 関連疾患— CASE 2

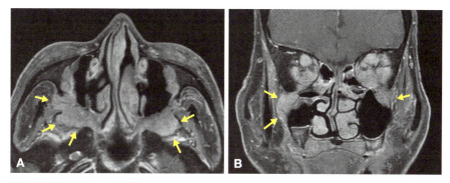

図2 ● 神経病変の MRI 像
A: 脂肪抑制併用造影 T1 強調画像, B: 脂肪抑制併用造影 T1 強調画像 (冠状断像).
下顎神経の走行領域に沿って両側性の軟部腫瘤を認め, いずれも造影にて均一な増強効果を認める (→).

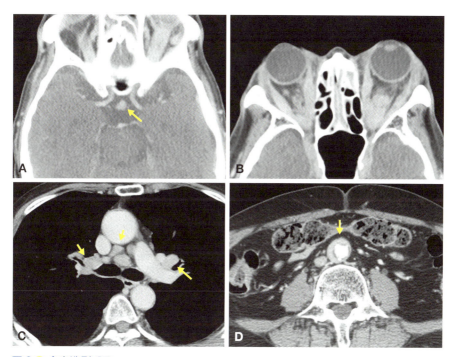

図3 ● 全身造影 CT
A: 下垂体柄レベル, B: 眼窩レベル, C: 気管分岐部レベル, D: 腹部大動脈レベル.
下垂体柄の腫大と濃染 (A), 外眼筋の腫大と濃染, 視神経周囲軟部影 (B), 両側肺門と縦隔リンパ節の腫大 (C), 腹部大動脈周囲軟部影 (D) を認める.

Ⅱ．症例編

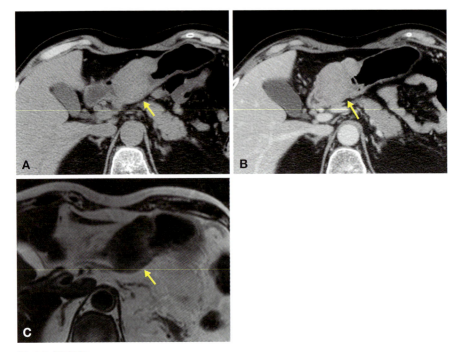

図4 ● 胃病変
A：単純CT，B：造影CT，C：MRI（T2強調像）．
胃前庭部に境界明瞭な等吸収腫瘤を認める（A）．造影では内部に均一な増強効果が認められる（B）．T2強調画像では腫瘤全体が低信号を呈しており，強い線維化が疑われる（C）．

IgG4関連疾患に矛盾しない所見が得られた．
　涙腺生検では，リンパ濾胞の形成を伴った強いリンパ球・形質細胞浸潤と線維化を認めていたが典型的な花むしろ状線維化は認めなかった（図5A，B）．浸潤しているリンパ球はCD20陽性のB細胞とCD3陽性のT細胞の両者が混在していた．IgG4免疫染色にて浸潤形質細胞の多くはIgG4陽性であった（図5C，D）．好酸球浸潤も見られたが，閉塞性静脈炎は明らかでなかった．これらの組織学的所見よりIgG4関連疾患が強く疑われた．涙腺検体におけるIgH遺伝子再構成（サザンブロット）は陰性で，in situ hybridizationでは，κ鎖陽性細胞とλ鎖陽性細胞を同程度に認め，リンパ腫は否定的であった（図5E，F）．

1. IgG4 関連疾患— CASE 2

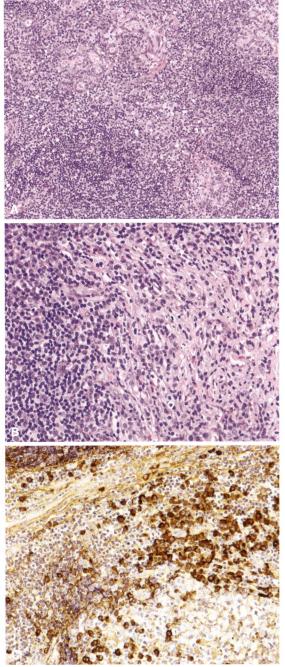

図 5 ● 涙腺生検
A： HE 染色（×100）．
　　高度のリンパ球・形質細胞浸潤．
B： HE 染色（×200）．
　　一部に線維化と好酸球浸潤．
C： IgG 染色（×200）．

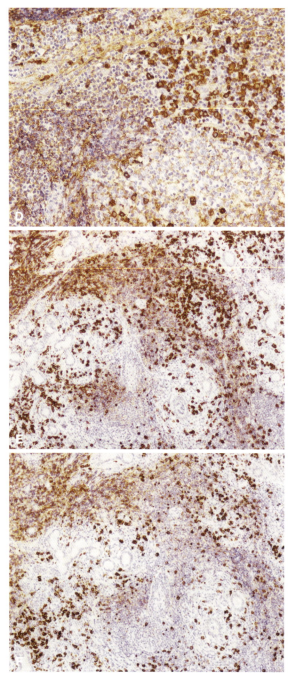

図5 (つづき)
D: IgG4 染色(×200).
E: κ染色(×200).
F: λ染色(×200).

▶ 臨床経過

　胃の前庭部病変は，52×40mm の境界明瞭，内部均一な腫瘤性病変であり，内腔面は比較的滑らかであり，症状においても幽門狭窄は認めなかった．単純 CT では均一な等吸収，ダイナミック CT では病変は漸増性に均一に濃染した．MRI 検査では，T1 強調画像，T2 強調画像では筋肉と同程度の等〜低信号であった（図4）．拡散強調像では高信号を呈していた．上部消化管内視鏡検査では粘膜下腫瘍の所見であり（図6），超音波内視鏡では，腫瘍は固有筋層から漿膜下に存在し低エコーであった．粘膜下腫瘍との診断は可能であったが，画像からは悪性リンパ腫，消化管間質腫瘍（gastrointestinal stromal tumor：GIST）と IgG4 関連疾患病変との鑑別がつかず，胃の粘膜下腫瘍として腹腔鏡下幽門側胃切除術が施行された．

　病理学的には，病変は筋層を中心に，一部で粘膜下層に広がっていた（図7A）．筋束間に強いリンパ球・形質細胞浸潤があり，好酸球も散見された（図7B）．腫瘍中央部では平滑筋の構造が消失し炎症性偽腫瘍像を呈するところがあり（図7C），一部では花むしろ状線維化（図7D）があり，神経や動脈に沿った炎症の波及（図7E）や，閉塞性静脈炎（図7F）も伴っていた．免疫染色では，IgG4 陽性形質細胞の浸潤が確認でき，IgG4/IgG 陽性細胞比は 50％以上であり（図7G），IgG4 関連疾患の胃病変と診断された．

　術後，2 週間目より PSL 30mg/日の投与が開始され，2 週後に 25mg/日に減量した．治療開始 1 カ月後には右眼が明るく感じるようになり，左眼の改善も自覚するようになった．以後，2 週ごとに 5mg ずつ 15mg/日まで減量し，さらに維持量まで漸減した．ステロイド開始 9 カ月目に膀胱癌が再発．一時的にス

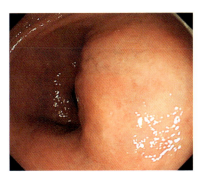

図6● 上部消化管内視鏡所見
幽門粘膜下に腫瘤性病変を認める．

Ⅱ．症例編

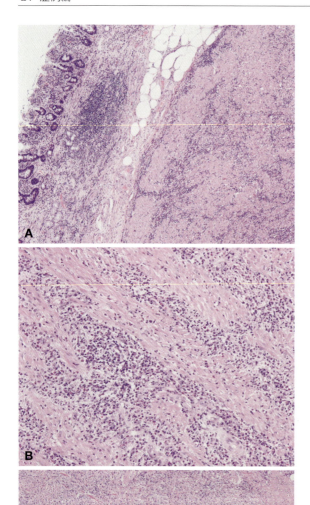

図7 ● 胃生検
A：HE染色（×40）．
胃の病変の主体は固有筋層，一部に粘膜下病変．
B：HE染色（×100）．
固有筋層に筋状の炎症細胞浸潤（線維化なし）．
C：HE染色（×40）．
中心部では平滑筋の構造が消失し炎症性偽腫瘍像．

1. IgG4 関連疾患― CASE 2

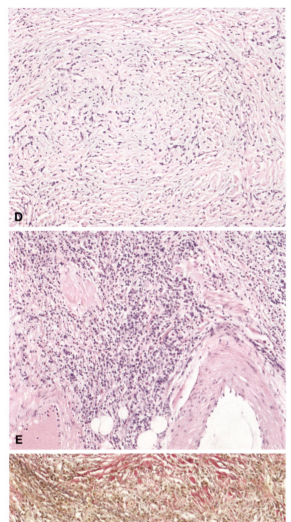

図 7 （つづき）
D: HE 染色（×100）．
　炎症性偽腫瘍像の一部にきれいな花むしろ状線維化．
E: HE 染色（×100）．
　神経や血管周囲に病変が認められる．
F: EVG 染色（×100）．
　閉塞性静脈炎も認められる．

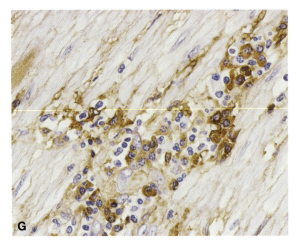

図7 (つづき)
G: IgG4 染色（×400）．
浸潤している形質細胞の50％以上は IgG4 陽性．

テロイドを中止して BCG 注入療法を受けた．BCG 治療後，膀胱癌は消失し，PSL 5mg/日の維持量にて視力の経過は良好である．

病理医からのコメント

　涙腺生検の病理所見では，リンパ濾胞形成を伴うリンパ球と形質細胞浸潤を主体とした強い炎症を認め，浸潤形質細胞の多くが IgG4 陽性であったことから，IgG4 関連疾患が考えられた．IgG4 関連涙腺炎では本例のように閉塞性静脈炎や花むしろ状の線維化が明確でないことが多いので注意が必要である[1]．

　また，本例では，IgG4 関連疾患では認められないような，胃の幽門部の粘膜下病変があり，悪性リンパ腫や GIST を疑い外科的切除を行った．胃の組織所見は，涙腺で見られた炎症と類似であり，IgG4 関連疾患として合致するものであった．このように非典型的な部位に発生した IgG4 関連疾患でも十分量の組織が観察できれば IgG4 関連疾患を病理学的に診断することが可能と思われる．

放射線科医からのコメント

　本例は，視力障害で発症した症例であり，当初は左視神経炎が疑われ MRI にて眼窩内病変を中心に評価された．MRI では，眼窩内において視神経，眼窩上・

下神経周囲病変，外眼筋腫大を認めた．また下顎神経周囲にも軟部影を形成していた．これらの所見，特に上下眼窩神経周囲病変は比較的 IgG4 関連疾患に特徴的な所見である [2-6]．ただ，眼窩内に外眼筋や神経を巻き込む腫瘤を認めた場合，画像からは，悪性リンパ腫や，特発性眼窩内炎症などが鑑別となるが，本例では両側性で比較的対称性に神経周囲主体に病変を呈していたことがこれらの疾患とはやや異なる印象であった．IgG4 関連神経周囲病変は，眼窩領域に好発するとされており，神経周囲に沿った比較的境界明瞭な軟部腫瘤を形成することを特徴としている [2-6]．涙腺腫大以外にこのような画像所見を呈することを認識しておく必要がある．本例では，他の全身検索において IgG4 関連疾患に特徴的な所見が複数認められ，血清 IgG4 高値からも診断は比較的容易であったと思われる．

IgG4 関連疾患の胃病変に関しては，これまでのところ IgG4 関連疾患の独立した病変としてのコンセンサスは得られていないが [7-9]，本症で見られた胃病変は粘膜下が主座であること，均一な漸増性の造影パターンを示すことなどから本症に典型的な画像所見と思われた [7]．しかしながら，過去に報告された胃病変の中には，画像所見に病変はとらえられておらず，胃癌の切除の際に偶然に発見された症例もあり [8]，胃病変は常に CT で発見できるとは限らないことを念頭に置くべきである．また画像上は GIST や悪性リンパ腫との鑑別は明らかになっておらず，現時点では組織学的検索が必要な病変と思われる．

内科医からのコメント

IgG4 関連疾患の眼科領域の病変は，"IgG4-related ophthalmic disease" と総称されており [10]，涙腺(IgG4-related dacryoadenitis)，眼窩内軟部組織(IgG4-related orbital inflammation or orbital inflammatory pseudotumor)，外眼筋(IgG4-related orbital myositis)のように部位により細かく命名されている [11]．また，様々な部位を同時に傷害することから，2011 年にボストンで開催された第 1 回国際シンポジウムでは，眼窩内のあちこちに病変がある場合，IgG4-related pan-orbital inflammation という呼称が採用された [11]．その後，三叉神経第 2 枝の枝である眼窩下神経もしばしばおかされることが判明し，Sogabe らにより視神経の病変により視力障害をきたす IgG4-related optic neuropathy の 6 例が報告された [6]．本例は，このカテゴリーに入る疾患

と考えられる．眼窩領域の病変のうち，どのくらいの頻度で視力障害が認められるのかは明らかではないが，約10％程度に本例のようなoptic neuropathyが発症すると見積もられている．したがって，本例のような原因不明の視神経炎による視力障害を呈する症例では，鑑別すべき疾患としてIgG4関連疾患も疑って，血清IgG4濃度を測定してみる必要がある．

　本例のように，眼窩内に広く軟部影が広がって発症するタイプでは，生検が困難な場合があり，診断に苦慮する．本例では，幸い涙腺病変も併発しており病理的アプローチが可能であった．このように，診断が困難な部位のIgG4関連疾患では，画像診断により全身をていねいに評価し，生検可能な他臓器病変を見つけると，診断が容易となる．

　IgG4関連の胃病変は，過去の報告例が非常に少なく，本例を含めて過去の英文での報告例は9例のみであった[7-9]．それらのうちのほとんどは，外科的切除による病理診断であり，本例のように胃以外の他臓器に典型的なIgG4関連疾患の病変を認める症例は4例のみであった[7]．また，血清IgG4高値の症例は3例のみであり，20歳台と若い女性の単一臓器病変も含まれていることから，これらすべてが真のIgG4関連疾患かどうかは慎重に判断する必要がある．

● 文献 ●

1) Deshpande V, Zen Y, Chan JK, et al. Consensus statement on the pathology of IgG4-related disease. Mod Pathol. 2012; 25: 1181-92.
2) Watanabe T, Fujinaga Y, Kawakami S, et al. Infraorbital nerve swelling associated with autoimmune pancreatitis. Jpn J Radiol. 2011; 29: 194-201.
3) Ohshima K, Sogabe Y, Sato Y. The usefulness of infraorbital nerve enlargement on MRI imaging in clinical diagnosis of IgG4-related orbital disease. Jpn J Ophthalmol. 2012; 56: 380-2.
4) Sogabe Y, Miyatani K, Goto R, et al. Pathological findings of infraorbital nerve enlargement in IgG4-related ophthalmic disease. Jpn J Ophthalmol. 2012; 56: 511-4.
5) Inoue D, Zen Y, Sato Y, et al. IgG4-Related Perineural Disease. Int J Rheumatol. 2012; 2012: 401890.
6) Sogabe Y, Ohshima K, Azumi A, et al. Location and frequency of lesions in patients with IgG4-related ophthalmic diseases. Graefes Arch Clin Exp Ophthalmol. 2014; 252: 531-8.
7) Inoue D, Yoneda N, Yoshida K, et al. Imaging and pathological features of

gastric lesion of immunoglobulin G4-related disease: A case report and review of the recent literature. Mod Rheumatol. 2016 Jul 21: 1-5. [Epub ahead of print]
8) Inoue K, Okubo T, Kato T, et al. IgG4-related stomach muscle lesion with a renal pseudotumor and multiple renal rim-like lesions: A rare manifestation of IgG4-related disease. Mod Rheumatol. 2015 Sep 18: 1-5. [Epub ahead of print]
9) Kawano H, Ishii A, Kimura T, et al. IgG4-related disease manifesting the gastric wall thickening. Pathol Int. 2016; 66: 23-8.
10) Goto H, Takahira M, Azumi A; Japanese Study Group for IgG4-Related Ophthalmic Disease. Diagnostic criteria for IgG4-related ophthalmic disease. Jpn J Ophthalmol. 2015; 59: 1-7.
11) Stone JH, Khosroshahi A, Deshpande V, et al. Recommendations for the nomenclature of IgG4-related disease and its individual organ system manifestations. Arthritis Rheum. 2012; 64: 3061-7.

〈川野充弘，全　陽，井上　大，吉田耕太郎〉

CASE 3

長期の寛解経過中にステロイドの自己中断で腎病変が再燃した1例

> Point
> - 長期のステロイド維持療法後でもステロイドを中止すると再燃しうる.
> - 低補体血症は腎病変再燃の重要なマーカーになることがある.
> - 経過中の癌の発症に注意が必要である.

症例　75歳 女性

▶病歴

　75歳の女性が,腎機能低下の精査のため当院に入院した.1年前に両側の顎下腺の腫大に気づき,耳鼻科を受診した.顎下腺生検を受けたが悪性所見は認められず,何らかの炎症との診断で経過観察されていた.入院の8カ月前に下肢に径1mm程度の紫斑を認めるようになった(図1).その後,肺炎となり入院した.その際には,紫斑は改善していたが,入院2カ月前に再燃し,生検を受けた結果,白血球破砕性血管炎と診断された.ヘノッホ・シェーンライン紫斑病(IgA血管炎)が疑われ,腎臓の精査を受けたところ,血清クレアチニン(sCr) 1.52mg/dLと腎機能の低下および蛋白尿と顕微鏡的血尿を始めて指摘された.

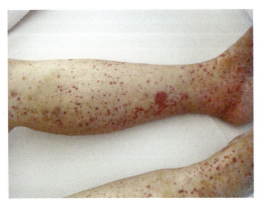

図1
両下腿を中心に粟粒大の紫斑を認める.

表 1 ● 入院時(発症時)の検査データ

	Value	Normal range
Urinalysis		
Protein	2+	−
Occult blood	2+	−
Sugar	−	−
G. cast	2+	−
u-prot. (mg/gCr)	2,840	
Blood count		
White blood cells (/μL)	5,680	3,300-8,800
Eo (%)	5.0	0-6
RBC (/μL)	308	430-550
Hb (g/dL)	8.7	13.5-17.0
Plt (/μL)	17.0	13.0-35.0
ESR (mm/hr)	112	
Serum chemistry		
BUN (mg/dL)	31	8-22
Cr (mg/dL)	1.88	0.60-1.00
UA (mg/dL)	5.2	3.6-7.0
Na (mEq/L)	138	135-149
K (mEq/L)	4.4	3.5-4.9
Cl (mEq/L)	108	96-108
ALP (IU/L)	193	115-359
γGTP (IU/L)	11	10-47
AST (IU/L)	23	13-33
ALT (IU/L)	8	8-42
LDH (IU/L)	187	119-229
TP (g/dL)	8.5	6.7-8.3
Alb (g/dL)	3.5	4.0-5.0
HbA1c (%)	5.2	4.3-5.8
Immunological findings		
CRP (mg/dL)	1.2	0.0-0.3
IgG (mg/dL)	3,695	870-1,700
IgG4 (mg/dL)	486	<135
IgA (mg/dL)	155	110-410
IgM (mg/dL)	134	33-190
IgE (IU/mL)	1,226	<250
CH50 (U/mL)	2	32-47
C3 (mg/dL)	18	65-135
C4 (mg/dL)	2	13-35
Anti-nuclear antibody	×1,280 (H)	−
RF (IU/mL)	<10	<20
sIL-2R (U/mL)	4,020	220-530

入院7カ月前の採血では，sCr 0.56mg/dLと正常であった．同時に，高IgG血症と低補体血症(表1)も認めたため，IgG4関連疾患が疑われ当院を紹介された．

▶ **身体所見**

両側頸部と腋窩のリンパ節腫脹を認める，両側の顎下腺は腫大している，下肢および前腕の時計装着部位に粟粒大の紫斑を認める，一部の紫斑は浸潤を触れるが大半の紫斑は浸潤を触れない，胸腹部には特に異常は認めず，関節痛も認めない．

検査所見では，赤沈は亢進しCRPは軽度に陽性で，Cr 1.88mg/dLと腎機能の低下を認めていた．IgG 3,695mg/dL，IgG4 486mg/dLと高IgG血症および高IgG4血症を認め，補体は著明に低下していた(CH50 2IU/mL，C3 18mg/dL，C4 2mg/dL)．リウマトイド因子は陰性であった(表1)．抗核抗体(ANA)は1,280倍(H)であったが，SSA，Sm，RNPなどの疾患特異抗体は，すべて陰性であった．また，高IgE血症(IgE 1,226IU/mL)を認めていた．抗好中球細胞質抗体(anti-neutrophil cytoplasmic antibody：ANCA)はmyeloperoxidase(MPO)-ANCAもproteinase-3(PR-3)-ANCAも陰性であった．二本鎖DNA抗体のみが28IU/mLと低力価で陽性であった．

^{67}Ga全身シンチグラフィでは，両側の耳下腺，顎下腺および腎臓に高度の集積を認めた(図2)．頸部から骨盤部にかけての単純CT検査では，両側の頸下部，頤下，深頸部，鎖骨上窩，腋窩，縦隔，腹部傍大動脈，鼠径部の多発するリンパ節腫大および，両側耳下腺と顎下腺の腫大を認めた(図3)．また，胸部では，右上葉S2，3に気管支拡張と周囲の濃度上昇が見られ，他には炎症瘢痕を疑う右

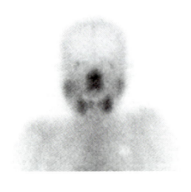

図2 ^{67}Gaシンチグラフィ
両側耳下腺，顎下腺に集積を認める．

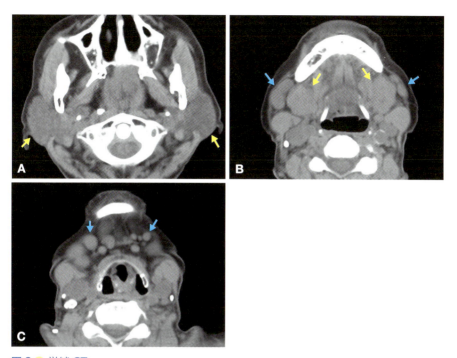

図3 ● 単純CT
両側耳下腺の腫大(A),顎下腺の腫大を認める(黄→)(B).また顎下腺周囲リンパ節にも腫大が認められる(青→)(B, C).

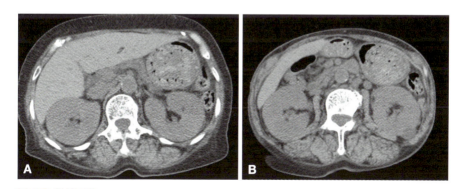

図4 ● 単純CT
両腎の腫大を認める.周囲脂肪織の濃度上昇は認めない.左腎には単房性の嚢胞を認める.

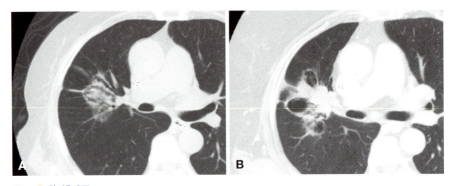

図5 ● 胸部CT
A：初回，B：4年8カ月後．
右上葉に収縮性変化を伴う濃度上昇と気管支拡張を認める(A)．中心部に濃厚な腫瘤影を認め，辺縁は鋸歯状を呈する．辺縁部にはこの病変を取り囲むように囊胞を複数認める(B)．

中葉と両側下葉の索状影を認めた．腹部では，両腎は腫大しており，腎機能に不釣り合いな所見であった(図4)．膵臓には異常は認められなかった．腹部大動脈には，壁肥厚や病的な拡張は認めなかった．全体として，IgG4関連疾患が疑われたが，肺病変(右上葉S2, 3の気管支拡張と周囲の濃度上昇域)に関しては，IgG4関連肺病変としては合致しない画像であり，炎症性変化あるいは肺癌の可能性を考え，慎重なフォローが必要と考えられた(図5A)．

二本鎖DNA抗体は低力価ながら陽性であり，低補体血症もあったが，全体として全身性エリテマトーデス(systemic lupus erythematosis：SLE)を示唆する所見には乏しかった．むしろ，唾液腺，腎臓，肺，リンパ節を病変とするIgG4関連疾患にIgA血管炎を合併した可能性が疑われ，腎生検を行った．腎生検では，糸球体は19個含まれており，うち1個のみが全節性硬化病変であった．ほとんどの糸球体で，管内増殖所見とメサンギウム細胞の増加を認めていた(図6)．3個の糸球体にのみ小半月体形成を認めていた．蛍光抗体法では，メサンギウム領域へのIgAとC3の中等度以上の沈着を認めていた(図7)．C1qも軽度ではあるがメサンギウム領域に沈着していた．これらの所見は，SLEよりもむしろ紫斑病性腎炎に矛盾しない所見であった．一方で，間質には90%の領域に著明なリンパ球と形質細胞の浸潤を認めていた(図8)．IgG4免疫染色では，強拡大1視野あたり10個以上のIgG4陽性形質細胞を認め，CD138陽性細胞の

1. IgG4 関連疾患— CASE 3

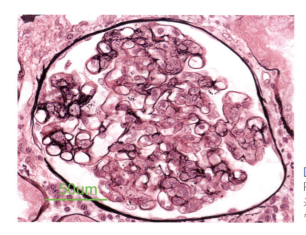

図6 ● 腎生検
PAM 染色(×400).
糸球体に管内増殖とメサンギウム細胞増殖を認める.

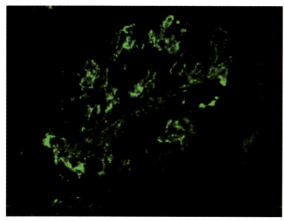

図7 ● 腎生検
C3 染色(×400).
メサンギウムに C3 の沈着を認める.

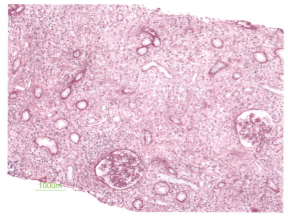

図8 ● 腎生検
PAS 染色(×100).
間質に著明なリンパ球と形質細胞の浸潤を認める.

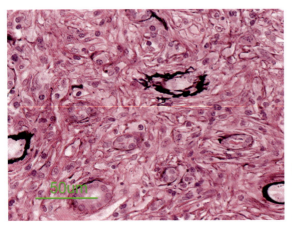

図9 腎生検
PAM染色(×400).
間質の一部に花むしろ状の線維化を認める.

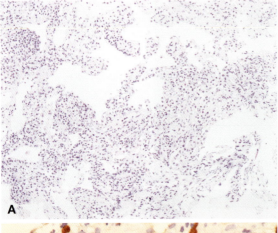

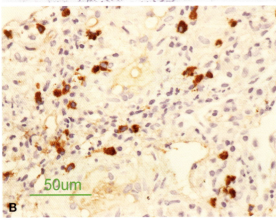

図10 肺生検
A: HE染色(×100).
　肺胞壁の肥厚とリンパ球,形質細胞,好酸球からなる炎症細胞浸潤を認める.
B: IgG4染色(×400).
　強視野で20個以上のIgG4陽性細胞の浸潤を認める.

うち 40％以上が IgG4 陽性であった．間質の一部には，花むしろ状線維化に合致する線維化も認められた(図 9)．蛍光抗体法では，一部の尿細管基底膜に C3 と C1q の顆粒状の沈着が認められたが，IgG は陰性であった．以上より，糸球体は IgA 血管炎，尿細管間質病変は，IgG4 関連尿細管間質性腎炎に矛盾しない所見と考えられた．さらに，CT による肺の粒状影などの所見より，IgG4 関連疾患の肺病変を疑い経気管支肺生検を行った．その結果，肺胞壁の肥厚とリンパ球，形質細胞，好酸球からなる炎症細胞浸潤を認め，IgG4 免疫染色では 20/hpf 程度の IgG4 陽性形質細胞浸潤を認め，IgG4 関連疾患の肺病変に矛盾しない所見であった(図 10A，B)．

▶ 臨床経過(1)

PSL 30mg/日の投与が開始され，1 カ月後には sCr 0.87mg/dL まで改善し蛋白尿も 300mg/day まで改善した．4 カ月後に治療方針の決定のため，2 回目の腎生検を施行した．その結果，管内増殖は著明に改善し，半月体は消失し，35 個中 3 個の糸球体にのみ糸球体とボウマン嚢の癒着が認められた．間質の細胞浸潤も軽度の線維化を残して著明に改善していた．その後，外来で PSL 6mg ま

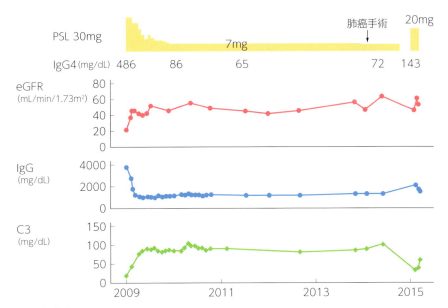

図 11 ● 臨床経過
再発時には補体が著しく低下し血清 IgG 値が増加している．

表2 ● 再発時の検査データ

	Value	Normal range
Urinalysis		
Protein	2+	―
Occult blood	+−	―
Sugar	―	―
G. cast	―	―
u-prot. (mg/gCr)	314	
Urinary beta 2 microglobulin (ng/mL)	7,269	
Urinary N-acetyl-beta-D-glucosamidase (IU/L)	55.7	
Blood count		
White blood cells (/μL)	4,790	3,300-8,800
Eo (%)	2.7	0-6
RBC (/μL)	448	430-550
Hb (g/dL)	13.7	13.5-17.0
Plt (/μL)	17.2	13.0-35.0
Serum chemistry		
BUN (mg/dL)	19	8-22
Cr (mg/dL)	0.79	0.60-1.00
UA (mg/dL)	4.6	3.6-7.0
Na (mEq/L)	140	135-149
K (mEq/L)	3.2	3.5-4.9
Cl (mEq/L)	101	96-108
ALP (IU/L)	187	115-359
γGTP (IU/L)	19	10-47
AST (IU/L)	27	13-33
ALT (IU/L)	12	8-42
LDH (IU/L)	154	119-229
TP (g/dL)	7.3	6.7-8.3
Alb (g/dL)	3.7	4.0-5.0
Immunological findings		
CRP (mg/dL)	0.2	0.0-0.3
IgG (mg/dL)	2,022	870-1,700
IgG4 (mg/dL)	143	<135
IgA (mg/dL)	202	110-410
IgM (mg/dL)	172	33-190
IgE (IU/mL)	1,085	<250
CH50 (U/mL)	0	32-47
C3 (mg/dL)	33	65-135
C4 (mg/dL)	1	13-35
Anti-nuclear antibody	×80 (H)	―
sIL-2R (U/mL)	1,202	220-530

で減量したが，再燃は認めず経過は良好であった．しかし，治療開始4年8カ月後のフォローアップCTにて，治療開始前より指摘されていた右上肺の陰影は結節状の部分とそれを取り囲むような嚢胞性病変へと変化し（図5B），精査の結果，肺癌と診断され切除術を受けた（T2bN2M0；poorly differentiated adenocarcinoma with mixed subtype；pStage ⅢA）．

▶ 臨床経過（2）（図11, 表2）

術後，約1年で17kgの体重減少と，腎機能の増悪を認め，精査目的で入院した．入院中の精査では，癌の再発所見はなく，約4カ月前にステロイドを自己中断していたことが判明．入院時のIgG4は143mg/dLと9カ月前の72mg/dLに比して軽度の増加のみであったが，血清IgGは2,022mg/dLと9カ月前の1,227mg/dLと比べて著増しており，補体はC3 33mg/dL，C4 1mg/dL，

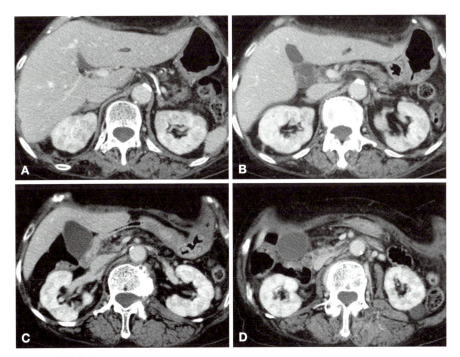

図12 ● 胸部CT
両腎には軽度の変形を認める．造影後で両側性に腎皮質および髄質に不均一な造影効果低下領域の多発を認める．

CH50 0IU/mL と著減していた．9カ月前の補体は，C3 102mg/dL，C4 23mg/dL，CH50 63IU/mL であったことから IgG4 関連疾患の再燃を疑い，頸部から骨盤部の造影 CT 検査を施行した．肺癌の再燃所見や転移を疑わせる所見は認めなかった．腎臓では両腎の軽度変形は治療後から認められていたが，境界不明瞭な多発性造影不良域(図 12)が両側性に認められた．体重の著しい減少もあり，肺癌の再発を疑い PET-CT を施行したが，両腎に中等度に集積を認めただけであった．

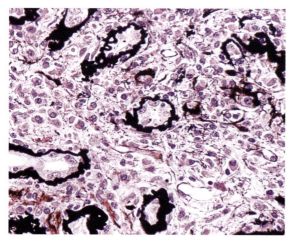

図 13 ● 腎生検
PAM 染色(×400)．
間質にリンパ球，形質細胞からなる炎症細胞浸潤と尿細管の萎縮を認める．

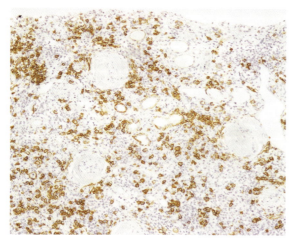

図 14 ● 腎生検
CD138 染色(×100)．
間質に多数の形質細胞浸潤を認める．

造影 CT 所見と PET-CT 所見より尿細管間質性腎炎の再燃が疑われ，腎生検を施行した．糸球体は 68 個のうち 40 個が全節性硬化に陥っていたが，メサンギウム増加や管内増殖は明らかではなく，蛍光抗体法でも IgA や補体の沈着も認めなかった．一方で，間質には全体の 30〜40％程度に境界明瞭なリンパ球と形質細胞を主体とした炎症細胞浸潤と線維化を認め（図 13），IgG4 関連尿細管間質性腎炎の再燃に矛盾しない所見であった．間質には多くの形質細胞が浸潤しており IgG4 陽性形質細胞の浸潤も認めていたが（図 14），IgG4/IgG 比は 40％以下であった．高齢でもあり，PSL 20mg/日より治療を開始したところ著効し，補体は正常化し，尿中 β2MG，NAG も低下したため退院した．

病理医からのコメント

　IgG4 関連疾患と診断時の腎臓の病理所見は，間質は IgG4 関連尿細管間質性腎炎の典型像（多数の IgG4 陽性形質細胞浸潤と線維化）[1-3]であり，糸球体は，メサンギウムの増殖所見，メサンギウム領域への IgA，C3 の沈着など，紫斑病性腎炎に矛盾しない所見であった．IgG4 関連疾患では，尿細管間質性腎炎に加えて様々な糸球体病変を合併することが知られている[4-6]．その多くは，膜性腎症であり，約 7％と報告されている[4]．一方で，紫斑病性腎炎や微小変化型のネフローゼ症候群のような Th2 タイプの腎炎の合併の報告も多い[7,8]．その他，膜性増殖性糸球体腎炎や半月体形成性糸球体腎炎の報告もある．本例は，尿細管病変に加えて糸球体病変も速やかにステロイドに反応し，4 カ月後の腎生検では糸球体病変はほぼ正常化し，間質病変も著明に改善していた．膜性腎症を併発した一部の症例では，ステロイドで間質病変が改善しても，蛋白尿の遷延化など，糸球体病変のステロイドに対する反応が不十分な症例が存在する．

　また，再燃時の組織像も興味深い．IgG4 関連疾患が再燃時にどういった組織像を示すかは明確にされていないが，本例では HE の組織像は IgG4 関連疾患に合致するものの IgG4/IgG 比は低かった．他の症例でも同様の現象が見られることがあり，再燃時には初発時よりも IgG4 の比率が低下することもあるのかもしれない．

放射線科医からのコメント

本例は，診断時の eGFR が 20.8mL/min/1.73m^2 とすでに CKD Stage 4 まで低下しており，造影剤が使用できなかった．唾液腺へのガリウムの集積，多発リンパ節腫大が認められ，非特異的ながら IgG4 関連疾患(唾液腺病変，リンパ節病変)でも矛盾しない像ではあった．また腎に関しては，両側性に腫大しており腎機能に不釣り合いな印象を受けた．一般に IgG4 関連病変では，造影 CT が診断に役立つが，本例のように腎機能が中等度以上に低下している場合や，ヨードアレルギーで造影剤が投与できない場合，画像による言及には限界があるが，腎機能に不釣り合いな腫大は病変が隠れている可能性を示唆する所見なのかもしれない[5]．また近年は，非造影 MRI でも腎実質の病変の検出が可能である可能性があるが[9,10]，本例ではペースメーカーが挿入されており，残念ながら MRI での評価はできなかった．

本例において，もう 1 つ重要な点は，IgG4 関連尿細管間質性腎炎再燃時の画像所見の変化である．本例では，初回治療後に腎腫大は速やかに改善したが，若干の変形を残していた．その後の造影 CT では腎実質の造影効果は均一であったが，低補体血症を伴って腎病変が再燃した際，多発性の造影不良域が認められた．さらに，腎生検により，再燃した腎病変が，尿細管間質性腎炎であることが確認された．

最後に，本例では肺腺癌の合併を認めた．IgG4 関連疾患の診断時には炎症性病変と肺癌が鑑別に挙がったが，陰影が治療後経過観察中に増大したため，肺癌が疑われ，切除にて肺腺癌と診断された．IgG4 関連疾患と悪性腫瘍との関連に関しては，様々な意見がある[11-15]．井上らによる 235 例の検討では，悪性腫瘍の合併は 13 例(6%)に認められたが，有意なリスクとは判断されなかった[16]．一方で塩川ら[12]は 108 名の 1 型自己免疫性膵炎患者をフォローしたところ，18 (15例)の悪性腫瘍が認められ，そのうちの 10 が IgG4-RD と診断後 1 年以内であったと報告している[12]．本症例のように 5 年近く経って発症する例もあり注意が必要である．IgG4-RD の経過観察中には病変の再発や増悪の有無の他，悪性腫瘍の合併にも留意する必要があると思われ，特に経過で増大する，他臓器の病変と異なるステロイド反応性を示す(ステロイド不応)病変には注意が必要である．

内科医からのコメント

　本症例の特徴は，低補体血症を伴った腎病変で発症し，再発時にも著明な低補体血症を伴ったという点である．低補体血症を伴ってIgG4関連疾患を発症する場合，SLEとの鑑別が非常に重要となる．本例では，腎糸球体の病理所見は，補体の沈着パターンがSLEの組織所見とは異なっていた．むしろ，本症例は，紫斑と腎臓の病理所見よりヘノッホ・シェーンライン紫斑病の合併と考えられた．紫斑病性腎炎では血清補体値は一般的に正常である．一方，IgG4関連疾患に腎病変を伴っている場合，50％以上の症例で低補体血症を合併すると考えられている[8]．IgG4は，補体活性化能がほとんどないことが知られており，IgG4関連疾患における低補体血症は，IgG1などのIgG4以外のサブクラスの関与が疑われている．本症例では，発症時のIgGは，3,695mg/dLと中等度以上の高IgG血症を呈していたが，血清IgG4は486mg/dLと中等度の増加にとどまっており，IgG4以外のIgGの合計が3,209mg/dLと高値であった．したがって，IgG4以外のサブクラスのIgGが関与して補体が活性化され，低補体血症が引き起こされたものと考えられる．

● 文献 ●

1) Yamaguchi Y, Kanetsuna Y, Honda K, et al; Japanese study group on IgG4-related nephropathy. Characteristic tubulointerstitial nephritis in IgG4-related disease. Hum Pathol. 2012; 43: 536-49.
2) Raissian Y, Nasr SH, Larsen CP, et al. Diagnosis of IgG4-related tubulointerstitial nephritis. J Am Soc Nephrol. 2011; 22: 1343-52.
3) Saeki T, Nishi S, Imai N, et al. Clinicopathological characteristics of patients with IgG4-related tubulointerstitial nephritis. Kidney Int. 2010; 78: 1016-23.
4) Alexander MP, Larsen CP, Gibson IW, et al. Membranous glomerulonephritis is a manifestation of IgG4-related disease. Kidney Int. 2013; 83: 455-62.
5) Kawano M, Saeki T, Nakashima H, et al. Proposal for diagnostic criteria for IgG4-related kidney disease. Clin Exp Nephrol. 2011; 15: 615-26.
6) Kawano M, Mizushima I, Yamaguchi Y, et al. Immunohistochemical Characteristics of IgG4-Related Tubulointerstitial Nephritis: Detailed Analysis of 20 Japanese Cases. Int J Rheumatol. 2012; 2012: 609795.

7) Ito K, Yamada K, Mizushima I, et al. Henoch-Schönlein purpura nephritis in a patient with IgG4-related disease: a possible association. Clin Nephrol. 2013; 79: 246-52.
8) Yamada K, Zoshima T, Ito K, et al. A case developing minimal change disease during the course of IgG4-related disease. Mod Rheumatol. 2015 Mar 24: 1-4. [Epub ahead of print]
9) 井上 大, 川野充弘, 山田和徳, 他. 腎・尿路病変. In: 川 茂幸, 他編. IgG4関連疾患アトラス. 金沢: 前田書店; 2012. p.74-80.
10) Kim B, Kim JH, Byun JH, et al. IgG4-related kidney disease: MRI findings with emphasis on the usefulness of diffusion-weighted imaging. Eur J Radiol. 2014; 83: 1057-62.
11) Yamamoto M, Takahashi H, Tabeya T, et al. Risk of malignancies in IgG4-related disease. Mod Rheumatol. 2012; 22: 414-8.
12) Shiokawa M, Kodama Y, Yoshimura K, et al. Risk of cancer in patients with autoimmune pancreatitis. Am J Gastroenterol. 2013; 108: 610-7.
13) Asano J, Watanabe T, Oguchi T, et al. Association Between Immunoglobulin G4-related Disease and Malignancy within 12 Years after Diagnosis: An Analysis after Longterm Followup. J Rheumatol. 2015; 42: 2135-42.
14) Hart PA, Law RJ, Dierkhising RA, et al. Risk of cancer in autoimmune pancreatitis: a case-control study and review of the literature. Pancreas. 2014; 43: 417-21.
15) Hirano K, Tada M, Sasahira N, et al. Incidence of malignancies in patients with IgG4-related disease. Intern Med. 2014; 53: 171-6.
16) Inoue D, Yoshida K, Yoneda N, et al. IgG4-related disease: dataset of 235 consecutive patients. Medicine(Baltimore). 2015; 94: e680.

〈川野充弘, 全 陽, 井上 大, 吉田耕太郎〉

CASE 4

1型自己免疫性膵炎に対してステロイド維持療法中に大動脈病変が増悪し外科的治療を要した1例

> Point
> - 大動脈周囲炎の症例にステロイド投与を行う場合には，動脈径の拡大や破裂のリスクに注意が必要である．
> - 生検可能な臓器病変がない場合，口唇小唾液腺も選択肢の1つとして考慮する．

症例　73歳　男性

▶ **病歴**

　73歳の男性が肝機能異常の精査加療のために当院に入院した．38年前に肺結核で入院した際に高血圧を指摘され，以後，降圧薬による加療を受けていた．4年前に左の網膜分枝静脈閉塞症と血小板減少の精査のため血液内科を受診し，抗リン脂質抗体症候群（深部静脈血栓症，肺塞栓症）と診断され，ワルファリン，アスピリンによる加療が開始された．また，その際の全身精査中に原発性アルドステロン症，糖尿病と診断されスピロノラクトンが追加された．入院の3カ月前に，糖尿病のコントロールが不良となり入院したが，食事療法のみにて改善し，経過観察されていた．入院時，AST 622IU/L，ALT 675IU/L，ALP 1,813IU/L，γGTP 540IU/Lと肝機能障害を認めており，薬剤性肝障害やA型肝炎，自己免疫性肝炎などが鑑別診断に挙げられた．しかし，抗ミトコンドリア抗体，抗核抗体，抗LKM-1抗体はいずれも陰性であり，原発性胆汁性胆管炎（primary biliary cholangitis：PBC）や自己免疫性肝炎は否定的であった．

▶ **身体所見**

　黄疸あり，貧血なし，頸部リンパ節触知せず，耳下腺・顎下腺の腫大なし，胸部異常なし，腹部：平坦・軟，腫瘤を触知せず，皮膚瘙痒感はあるが皮疹はない．
　検査所見では，AST 622IU/L，ALT 675IU/L，T.Bil 3.2mg/dLと高度の肝機能障害を認めていた．赤沈の亢進，CRP陰性，Cr 1.18mg/dL，TP 7.9g/

表1 入院時の検査データ

	Value	Normal range
Urinalysis		
Protein	−	−
Occult blood	−	−
Sugar	−	−
G. cast	−	−
Blood count		
White blood cells (/μL)	3,400	3,300-8,800
Eo (%)	13.5	0-6
RBC (/μL)	404	430-550
Hb (g/dL)	11.3	13.5-17.0
Plt (/μL)	10.5	13.0-35.0
ESR (mm/hr)	65	
Serum chemistry		
BUN (mg/dL)	19	8-22
Cr (mg/dL)	1.18	0.60-1.00
UA (mg/dL)	6.2	3.6-7.0
Na (mEq/L)	140	135-149
K (mEq/L)	4.3	3.5-4.9
Cl (mEq/L)	104	96-108
ALP (IU/L)	1,813	115-359
γGTP (IU/L)	540	10-47
AST (IU/L)	622	13-33
ALT (IU/L)	675	8-42
T. Bil (mg/dL)	3.2	
LDH (IU/L)	417	119-229
TP (g/dL)	7.9	6.7-8.3
Alb (g/dL)	4.1	4.0-5.0
HbA1c (%)	6.3	4.3-5.8
Immunological findings		
CRP (mg/dL)	0.2	0.0-0.3
IgG (mg/dL)	2,080	870-1,700
IgG4 (mg/dL)	1,420	<135
IgA (mg/dL)	57	110-410
IgM (mg/dL)	878	33-190
IgE (IU/mL)	345	<250
CH50 (U/mL)	31	32-47
C3 (mg/dL)	81	65-135
C4 (mg/dL)	10	13-35
Anti-nuclear antibody	<×20	−
RF (IU/mL)	<10	<20

1. IgG4 関連疾患— CASE 4

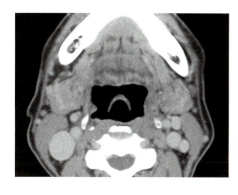

図1 ● 造影 CT（顎下腺）
両側顎下腺の腫大を認め，造影では不均一に濃染している．

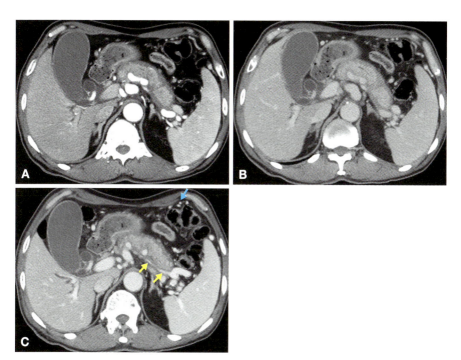

図2 ● ダイナミック造影 CT（膵臓）
A: ダイナミック早期相，B: 平衡相，C: 門脈相，脾静脈レベル．
膵はびまん性に腫大し，造影早期相では実質が不均一に濃染している（A）．平衡相では，膵実質の濃染は均一で，漸増性に濃染している．また明瞭な capsule-like rim が認められている（B）．膵体部レベルで脾静脈の高度狭小化（黄→）が認められており，側副路として，胃大網静脈（青→）が拡張・発達している（C）．

dL, IgG 2,080mg/dL, IgG4 1,420mg/dL と軽度の腎機能障害と著しい高IgG4血症を認めていた. 補体はCH50 31IU/mL, C3 81mg/dL, C4 10mg/dLとC4のみ軽度に低下していた(表1). 抗核抗体やリウマトイド因子は陰性であった. また, 血清IgEは345IU/mLと軽度高値を認めていた.

腹部単純CTが施行され, 膵腫大が指摘されたため, 頸部から骨盤部までの造影CTが施行された. 造影CT上, 両側の顎下腺腫大(図1), 縦隔・肺門リンパ節の軽度腫大を認めた. 膵はびまん性に腫大しており, 膵実質は早期相で濃染がやや不均一, 平衡相で全体が染まり上がってきており, capsule-like rimを伴っていた. 膵体部では軽度の主膵管拡張を認め, 脾静脈は閉塞もしくは高度狭窄化を呈しており, 側副血行路が発達していた(図2). 肝内胆管～総胆管は拡張しており, 下部総胆管では全周性の壁肥厚と濃染があり, 閉塞機転と考えられた(図

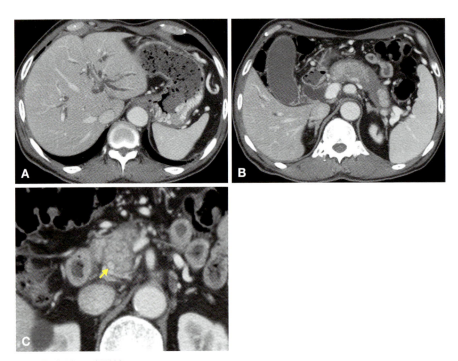

図3 ● 造影CT(胆管)
A: 門脈相(肝内レベル), B: 門脈相(肝外胆管レベル), C: 門脈相(膵内胆管レベル).
両葉の肝内胆管～総胆管は拡張している(A, B). 膵内胆管レベルで胆管壁は全周性の肥厚を認め, 強く濃染している(C).

3).動脈では胸部大動脈弓部の軽度の瘤化および腎動脈遠位大動脈から両側総腸骨動脈,内腸骨動脈周囲の軟部影を認め,大動脈は軽度に瘤状に拡張していた(図4).この病変により尿管は閉塞しており,水腎症をきたしていた.以上の結果より,顎下腺病変,縦隔・肺門リンパ節病変,自己免疫性膵炎,大動脈周囲病変を伴った IgG4 関連疾患が疑われた.

FDG-PET では,膵臓の腫大と FDG の集積を認めており,大動脈瘤部の壁にも FDG の集積を認めていた(図5).CT では顎下腺病変が疑われたが,顎下腺を含めた唾液腺には明らかな FDG 集積は認めなかった.その他,縦隔や肺門リ

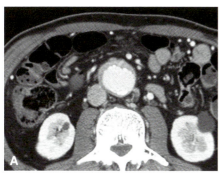
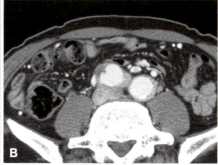

図4 ● ダイナミック CT(動脈)
A:動脈相(IMA 分岐部レベル),B:動脈相(総腸骨動脈レベル).
腹部大動脈から両側総腸骨動脈にかけて拡張と,壁周囲の軟部影を認める.軟部影は比較的均一に濃染されている(A,B).

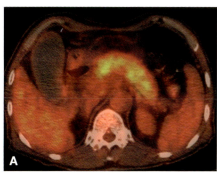
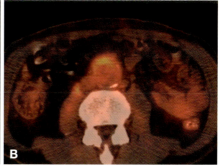

図5 ● FDG-PET(PET-CT)
A:膵レベル,B:腎動脈下大動脈レベル.
膵,および大動脈周囲軟部影に明瞭な FDG uptake を認める(A,B).

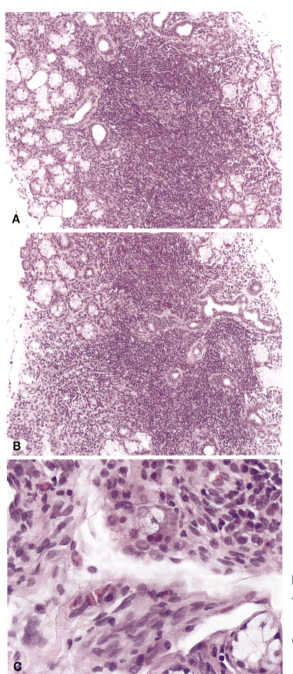

図6 口唇小唾液腺生検
A, B: HE 染色(×100).
リンパ濾胞を伴う高度の唾液腺炎を認める.
C: HE 染色(×400).
多数の好酸球浸潤を認める.

1. IgG4 関連疾患― CASE 4

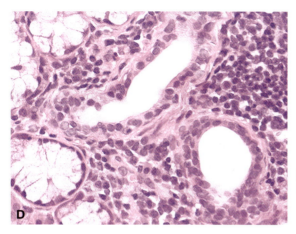

図6 （つづき）
D: HE 染色（×400）．
　　導管炎はほとんど認めない．

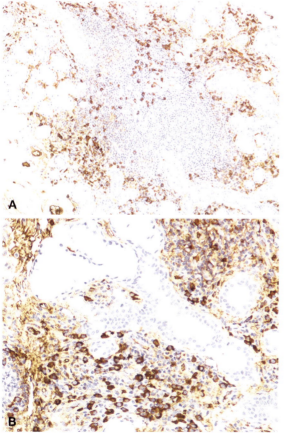

図7 口唇小唾液腺生検
A: IgG4 染色（×100）．
　　リンパ濾胞周囲に多数のIgG4 陽性形質細胞を認める．
B: IgG4 染色（×200）．
　　高度のIgG4 陽性細胞浸潤．

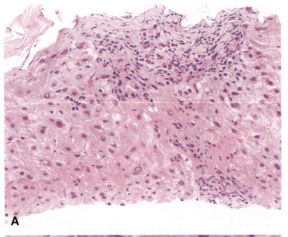
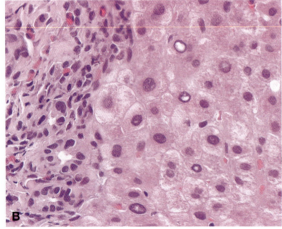

図8 肝生検
A: HE 染色(×100).
門脈域の拡大と炎症細胞浸潤を認める.
B: HE 染色(×400).
門脈域に多数の好酸球浸潤を認める.

ンパ節にも集積を認めていた.

　しかしながら，いずれの臓器も生検が困難な場所にあり，FDG-PET では唾液腺病変ははっきりしなかったが，口唇小唾液腺生検を行った．その結果，多数の形質細胞浸潤を伴う唾液腺炎を認め(図 6A～D)，浸潤している形質細胞の 40％以上は IgG4 陽性であった(図 7A，B)．明らかな線維化は認めなかった．

　また，同時に施行した肝生検では，門脈域の拡大と炎症細胞浸潤が認められた(図 8A)．浸潤細胞は，リンパ球と形質細胞が主体で好酸球浸潤もよく伴っていた(図 8B)．肉芽腫性の炎症や胆管炎，胆管の消失は認めなかった．肝実質には

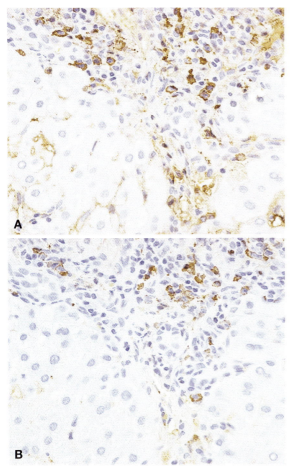

図9 ● 肝生検
A: IgG 染色(×400).
B: IgG4 染色(×400).
　浸潤している形質細胞の 40％以上は IgG4 陽性.

自己免疫性肝炎を示唆するような活動性肝炎の像はなく胆道系疾患が疑われた．IgG4 陽性形質細胞が多数浸潤しており(図 9A, B)，典型的な PBC は病理所見が異なることから IgG4 関連疾患による肝臓の組織学的変化と考えられた．

▶ 臨床経過

　IgG4 関連疾患の診断にて PSL 20mg/日の投与が開始され，肝機能異常および黄疸は速やかに改善した．短期的には，拡張した腹部大動脈は，動脈径の拡大を伴うことなく壁肥厚が改善した．その後，ステロイドを漸減し，維持量の PSL で経過を見ていたが，ステロイド治療開始 3 年後に腹部大動脈瘤が増悪し(図

II. 症例編

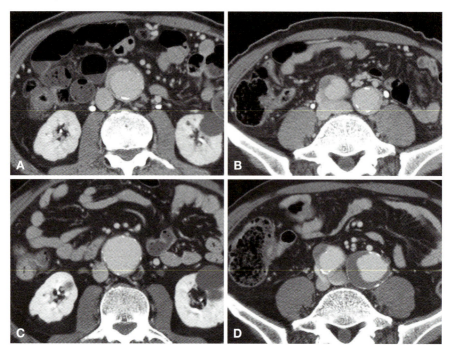

図10 ● ダイナミックCT（動脈）
A：初回治療前，動脈相（IMA 分岐部レベル），B：初回治療前，動脈相（総腸骨動脈レベル），C：3年後，動脈相（IMA 分岐部レベル），D：3年度，動脈相（総腸骨動脈レベル）．
初回治療時で認められた大動脈および総腸骨動脈周囲の軟部影はステロイド治療により改善しているが，いずれにおいても瘤径の増大が認められている．

10)，人工血管置換術が施行された．さらに，手術の4年後には，右内腸骨動脈瘤の増大に対して血管内治療（ステントグラフト内挿術）が施行された．

🔬 病理医からのコメント

　本症例の主要な病変は膵臓と大動脈周囲であり，いずれも生検が困難な部位であった．そこで，口唇小唾液腺生検を行ったところ，多数のリンパ濾胞を伴う唾液腺炎を認め，浸潤形質細胞の多くはIgG4陽性であった．
　IgG4関連疾患の口唇小唾液腺病変は，一見シェーグレン症候群に類似した唾液腺炎であるが，リンパ濾胞を多数認めること，好酸球浸潤を伴うこと，導管炎

が顕著でないことなどがシェーグレン症候群とは異なる[1-5]．IgG4関連疾患の口唇小唾液腺病変を他臓器の病理所見と比較すると，口唇小唾液腺では花むしろ状の線維化は認められず，閉塞性静脈炎も認められない．したがって，IgG4陽性細胞の絶対数と形質細胞におけるIgG4/IgG比のみが，診断の根拠となる所見である[6]．

　口唇小唾液腺は，侵襲が少なく生検が容易であることからシェーグレン症候群の診断には有用であるが，IgG4関連疾患における感度はそれほど高くなく55〜69％と報告されている[1,2,4]．さらに，これまでの報告では，口唇小唾液腺生検で陽性となるIgG4関連疾患の症例は，顎下腺などの大唾液腺病変を伴う症例がほとんどである．ただし，本例のように大唾液腺病変が身体所見からは明らかではないにもかかわらず小唾液腺に病変を認める症例も知られている[6]．口唇小唾液腺生検が，他の部位の生検の代わりとなりうるかは結論が出ておらず，今後の検討が必要である．

放射線科医からのコメント

　本例は，典型的な自己免疫性膵炎の画像所見に加え，縦隔・肺門リンパ節病変，大動脈周囲病変を伴っており，画像からIgG4関連疾患との診断を下すことは容易である．またCT上は顎下腺の腫大と内部の不均一な造影効果が見られた．大動脈周囲病変は病変が外膜にあることを反映して，画像上も外膜肥厚として描出され，本例も典型像であった[7]．動脈周囲病変は罹患動脈の高度狭窄や閉塞をきたすことはきわめて稀であるが[7,8]，時に内腔の拡張を伴い炎症性大動脈瘤を形成する[9,10]．そのため，腹部大動脈病変を見た場合，治療が必要になるのは破裂のリスクのある炎症性大動脈瘤と尿管の巻き込みによる水腎症[11]である．水腎症にはステロイドは有用であるが，破裂の危険のある動脈の径拡張にはステロイドはむしろ破裂リスクを増悪させる可能性があり[12]，大動脈周囲病変を伴う症例にステロイドを投与する場合，大動脈径の慎重なフォローが必要である．本例では黄疸を伴う膵臓病変と胆管病変があり，ステロイドの投与はやむを得ず，大動脈瘤に関しては慎重な経過観察を行った．経過で軟部陰影は軽快したものの瘤径の拡大が見られたことから，外科的な人工血管置換術が行われた．本症例では初回診断時に罹患部大動脈に内腔拡張を認めたが軽度の拡張であったため，即座

に外科的治療やステントグラフト留置の適応とはならないような症例であった．こういった症例に対してどのような治療戦略がよいのかは現時点では定まっておらず，今後の課題であると考えられた症例である．

　もう1つこの症例から学ぶべき点として顎下腺病変が挙げられる．CTでは顎下腺病変が疑われたが，臨床所見上，腫大ははっきりせず，FDG集積も見られず，CT読影時にオーバーに取り過ぎてしまったものと思われた．逆に臨床上腫大が明らかなような場合でも，CT上，腫大がはっきりしない場合がある．このように臨床症状と画像所見に乖離が見られるような症例では超音波検査を追加し，内部に特徴的な所見の有無を確認すべきである．

内科医からのコメント

　IgG4関連疾患では，傷害臓器によっては，ステロイドを投与せずに経過観察することが可能な場合もある．また，腹部大動脈周囲の病変では，ステロイドの投与により動脈の径拡張が進行したり，破裂のリスクが上がったりする可能性があり[12]，ステロイドの投与に否定的な意見もある．本例では，自己免疫性膵炎による肝機能障害と黄疸が出現しており，ステロイドによる加療は避けられなかった．そこで，大動脈瘤破裂のリスクを考慮し，PSL 20mgという少量のステロイドを選択した．治療開始当初は，治療に対する反応性もよく，大動脈系の拡張もなく，安全に治療し得たかに見えたが，その後，徐々に瘤径が拡大し，ステロイド開始から3年後と7年後に，破裂を未然に防ぐために外科的治療が必要となった．

● 文献 ●

1) Moriyama M, Furukawa S, Kawano S, et al. The diagnostic utility of biopsies from the submandibular and labial salivary glands in IgG4-related dacryoadenitis and sialoadenitis, so-called Mikulicz's disease. Int J Oral Maxillofac Surg. 2014; 43: 1276-81.
2) Abe A, Takano K, Seki N, et al. The clinical characteristics of patients with IgG4-related disease with infiltration of the labial salivary gland by IgG4-positive cells. Mod Rheumatol. 2014; 24: 949-52.
3) Akiyama M, Kaneko Y, Yamaoka K, et al. Subclinical labial salivary gland

involvement in IgG4-related disease affected with vital organs. Clin Exp Rheumatol. 2015; 33: 949-50.
4) Moriyama M, Ohta M, Furukawa S, et al. The diagnostic utility of labial salivary gland biopsy in IgG4-related disease.Mod Rheumatol. 2016; 26: 725-9.
5) Akiyama M, Kaneko Y, Hayashi Y, et al. IgG4-related disease involving vital organs diagnosed with lip biopsy: A case report and literature review. Medicine(Baltimore). 2016; 95: e3970.
6) Doe K, Hohtatsu K, Lee S, et al. [Case report: Usefulness of lip biopsy for the diagnosis of IgG4-related diseases with retroperitoneal fibrosis: report of a case]. Nihon Naika Gakkai Zasshi. 2011; 100: 1645-7.
7) Inoue D, Zen Y, Abo H, et al. Immunoglobulin G4-related periaortitis and periarteritis: CT findings in 17 patients. Radiology. 2011; 261: 625-33.
8) Zen Y, Onodera M, Inoue D, et al. Retroperitoneal fibrosis: a clinicopathologic study with respect to immunoglobulin G4. Am J Surg Pathol. 2009; 33: 1833-9.
9) Kasashima S, Zen Y, Kawashima A, et al. A new clinicopathological entity of IgG4-related inflammatory abdominal aortic aneurysm. Retroperitoneal fibrosis: a clinicopathologic study with respect to immunoglobulin G4. J Vasc Surg. 2009; 49: 1264-71.
10) Kasashima S, Zen Y. IgG4-related inflammatory abdominal aortic aneurysm. Curr Opin Rheumatol. 2011; 23: 18-23.
11) Mizushima I, Inoue D, Kawano M. Retroperitoneal fibrosis/periaortitis and hydronephrosis. In: Saito T, et al, editors. IgG4-related kidney disease. Berlin: Springer; 2016. p.159-71.
12) Mizushima I, Inoue D, Yamamoto M, et al. Clinical course after corticosteroid therapy in IgG4-related aortitis/periaortitis and periarteritis: a retrospective multicenter study. Arthritis Res Ther. 2014; 16: R156.

〈川野充弘,全 陽,井上 大,吉田耕太郎〉

CASE 5

IgG4 関連涙腺・唾液腺炎の経過中に膵臓の悪性リンパ腫を発症した 1 例

> **Point**
> - IgG4 関連疾患の経過中に膵臓に新たに病変が出現した場合でも必ずしも IgG4 関連疾患の膵臓病変とは限らない.

症例 65歳 男性

▶ **病歴**

65 歳の男性が両側の顎下腺,涙腺の腫大の精査のために当科を受診した.35 年前に検診で耐糖能異常を指摘され,8 年前より糖尿病,高血圧,心房細動に対して加療を受けていた.2～3 年前より両側の顎下腺の腫大に気付くようになったが放置していた.今回は,さらに両側の涙腺の腫脹も認めるようになったため当院の眼科を受診し,IgG4 関連疾患が疑われ当科を紹介された.

▶ **身体所見**

黄疸なし,貧血なし,頸部リンパ節触知せず,両側の涙腺・顎下腺の腫大を認める,胸部異常なし,腹部異常なし.

検査所見では,軽度の高 IgG 血症(IgG 1,960mg/dL)と高 IgG4 血症(IgG4 164mg/dL)を認めていた.CRP は陰性で,IgE 1,621IU/mL と高値を認めていたが,好酸球の増多は認めなかった.腎機能や肝機能は正常で,抗核抗体は陰性,補体は C4 の軽度の低下を除いて正常であった.随時血糖 301mg/dL,HbA1c 9.3%とコントロール不良の糖尿病を認めていた(表 1).

胸部から腹部にかけての CT では,膵臓や腎臓などには IgG4 関連疾患の病変は認めなかった.

左の涙腺生検では,びまん性かつ高度のリンパ球・形質細胞浸潤を認め,多数のリンパ濾胞の形成を伴っていた(図 1A).浸潤しているリンパ球は,成熟小型リンパ球で,残存している腺組織は高度に萎縮していた.浸潤細胞の周囲には線維化が認められたが花むしろ状線維化ではなく(図 1B),閉塞性静脈炎は認めな

表1 ● 入院時の検査データ

	Value	Normal range
Urinalysis		
Protein	1+	−
Occult blood	−	−
Sugar	3+	−
G. cast	−	−
Blood count		
White blood cells ($/\mu L$)	7,300	3,300-8,800
Eo (%)	2.7	0-6
RBC ($/\mu L$)	488	430-550
Hb (g/dL)	16.0	13.5-17.0
Plt ($/\mu L$)	17.0	13.0-35.0
ESR (mm/hr)	4	
Serum chemistry		
BUN (mg/dL)	14	8-22
Cr (mg/dL)	0.74	0.60-1.00
UA (mg/dL)	5.9	3.6-7.0
Na (mEq/L)	137	135-149
K (mEq/L)	4.4	3.5-4.9
Cl (mEq/L)	99	96-108
ALP (IU/L)	284	115-359
γGTP (IU/L)	55	10-47
AST (IU/L)	25	13-33
ALT (IU/L)	34	8-42
LDH (IU/L)	170	119-229
TP (g/dL)	8.0	6.7-8.3
Alb (g/dL)	4.7	4.0-5.0
FPG (mg/dL)	301	70-110
HbA1c (%)	9.3	4.3-5.8
Immunological findings		
CRP (mg/dL)	0.0	0.0-0.3
SSA (EU)	<10	<10
IgG (mg/dL)	1,960	870-1,700
IgG4 (mg/dL)	164	<135
IgA (mg/dL)	313	110-410
IgM (mg/dL)	80	33-190
IgE (IU/mL)	1,621	<250
CH50 (U/mL)	43	32-47
C3 (mg/dL)	90	65-135
C4 (mg/dL)	9	13-35
Anti-nuclear antibody	<×20	−

Ⅱ．症例編

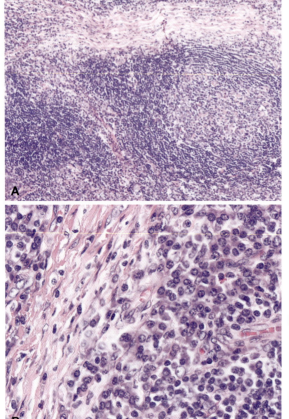

図 1 涙腺生検
A：HE 染色（×100）．
　　リンパ濾胞と線維化を伴ったリンパ球形質細胞浸潤を認める．
B：HE 染色（×400）．
　　多数の形質細胞浸潤を認める．

かった．免疫染色ではκ鎖陽性細胞とλ鎖陽性細胞は同程度であり，モノクローナルな細胞増生は確認できなかった．IgG4 染色では IgG4 陽性形質細胞は 207/hpf であり，IgG4/IgG 比は 82.4％であった（図 2）．これらの結果より IgG4 関連涙腺・唾液腺炎と診断した．

▶ **臨床経過**

　随時血糖 301mg/dL，HbA1c 9.3％と糖尿病のコントロールが著しく不良であったため，ステロイドは投与せずに経過観察となった．糖尿病の精査加療のために入院した際，胃幽門部前庭に粘膜内に限局した高分化腺癌を認め内視鏡的粘

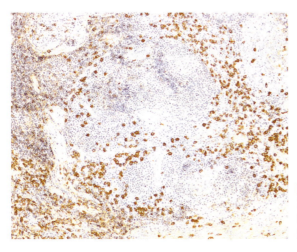

図2● 涙腺生検
IgG4 染色(×200).
濾胞周囲に多数の IgG4 陽性形質細胞を認める.

膜下層剝離術(endoscopic submucosal dissection: ESD)にて切除された. 診断より 2 年後にアジアを旅行中に心室細動を発症し, 現地の病院で入院加療を受けた. 帰国後に循環器内科で精査を受け, 器質的狭窄病変を伴う冠攣縮性狭心症と診断されステントが留置された.

診断の 6 年後に数年前より認めていた前胸部の皮下結節の切除を受けたところ, 病理所見は濾胞形成を伴うリンパ球および形質細胞の浸潤であり, IgG4 免疫染色にて IgG4 陽性形質細胞は 129/hpf であった(図 3A〜D). リンパ濾胞の胚中心に bcl-2 陽性像はなく, 濾胞性リンパ腫は否定的であった. また, 線維化も伴っており IgG4 関連疾患の皮膚病変と診断された.

診断の 9 年後に頸部や顎下部のリンパ節腫大を認めるようになり, リンパ腫との鑑別のため切除にて精査を受けたが, いずれも反応性のリンパ節であった. IgG4 陽性形質細胞浸潤は認めるものの IgG4/IgG 比は 40%以下であり確定診断には至らなかった.

その後, 定期的に画像のフォローを行っていたところ, 診断後 10 年目の造影 CT にて異常所見が指摘された. 以前は正常であった膵が腫大し, 特に体尾部が顕著であった. 周囲脂肪織には広範な軟部濃度陰影が見られ, 脾門部まで進展していた. 造影では内部には膵実質の残存を疑う濃染を認め, 軟部濃度陰影も軽度の増強効果を認めた(図 4). また膵体尾部周囲では rim 様構造も伴っていた. 縦

Ⅱ．症例編

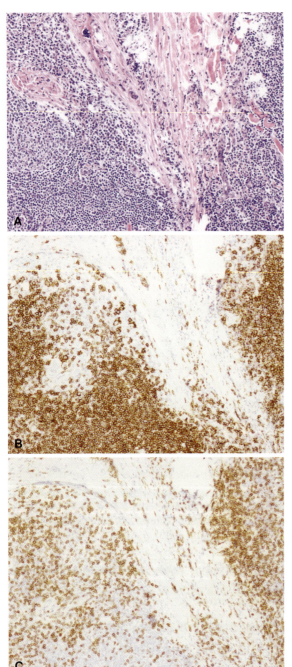

図 3 ● 皮膚生検
A: HE 染色（×100）．
線維化を伴ったリンパ球形質細胞浸潤を認める．
B: CD20 染色（×100）．
多数の B 細胞の浸潤を認める．
C: CD3 染色（×100）．
B 細胞の間に多数の T 細胞の浸潤も認められる．

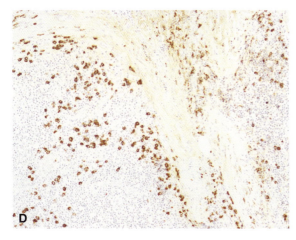

図3 (つづき)
D: IgG4染色(×100).
B細胞の周囲に多数のIgG4陽性細胞の浸潤を認める.

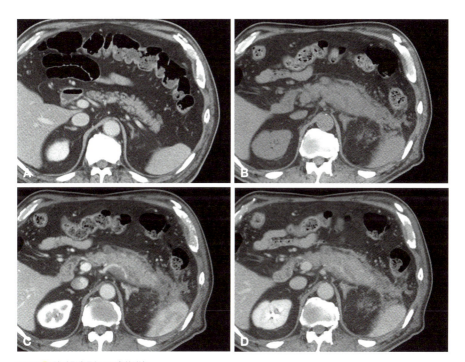

図4 腹部造影CT(膵臓)
A: 1年前CT, B: 単純CT, C: 動脈相, D: 平衡相.
1年前のCTでは,膵に異常所見は認められない(A).膵体尾部は腫大し,周囲に軟部影を広範に認める(B).造影では内部に腺房構造を疑わせる濃染があり,膵実質が残存していると考えられる(C).平衡相では病変全体は比較的均一に濃染されている(D).

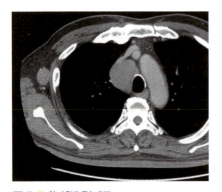

図5 ● 胸部造影CT
右腋窩, 縦隔に比較的大きなリンパ節腫大を認める.

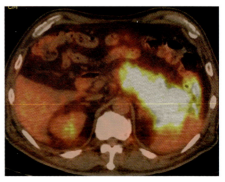

図6 ● FDG-PET
膵病変に著明なFDG集積を認める.

隔および右の腋窩リンパ節の一部の著明な増大も認められた(図5). FDG-PETでは, いずれの病変にも著明な集積を認めた(図6).

腋窩リンパ節生検を施行したところ, 明瞭な核小体を示し核膜肥厚を伴う中から大型リンパ球様細胞のびまん性増殖を認めており, diffuse large B cell lymphomaの所見であった(図7A). 膵臓の生検においても同様に中から大型のCD20陽性の細胞のびまん性の浸潤を認めておりdiffuse large B cell lymphomaと診断された(図7B). 血液内科に転科の上, 化学療法が開始された.

病理医からのコメント

本症例は, IgG4関連涙腺・唾液腺炎を未治療でフォロー中に, 新たにIgG4関連の皮膚病変[1-3]が出現した症例である. その後, フォローアップの画像診断で, リンパ節と膵臓の腫大を認め, 生検にていずれも悪性リンパ腫の病変と診断した. 本例のように, IgG4関連疾患の好発部位に病変が新たに出現してきた場合でも, 画像上, IgG4関連疾患に合わない所見があれば, 積極的に生検による病理診断を試みるべきである. 本例では, リンパ節生検, 膵生検による注意深い評価により, IgG4関連疾患の経過中に出現した悪性リンパ腫と診断可能であった.

1. IgG4 関連疾患― CASE 5

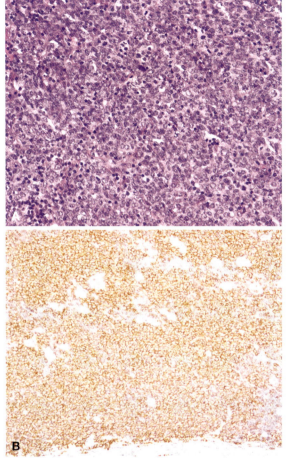

図 7 ● 腋窩リンパ節生検(A)，膵生検(B)
A： HE 染色（×200）.
　　大型リンパ球の増生を認める.
B： CD20 染色（×100）.
　　膵臓は大型の B 細胞で埋め尽くされている.

放射線科医からのコメント

　本例は，IgG4 関連疾患の経過中に好発部位である膵臓に悪性リンパ腫が発症した症例である．画像上，一見すると膵腫大および周囲に rim 様軟部陰影を伴い，自己免疫性膵炎に類似した像を呈していたが，軟部濃度陰影の広範な進展，脾門部への病変拡大，rim 様構造と膵実質との間に脂肪層の介在を認める点など，自己免疫性膵炎としては合致しない点があり，画像上は悪性リンパ腫を疑った．また縦隔リンパ節腫大も悪性リンパ腫を示唆する所見であった．IgG4 関連

疾患の経過中に，膵臓などの好発部位に腫大や腫瘤を形成する新たな病変が出現してきた場合には，一元的にIgG4関連疾患と診断しがちである．しかし，IgG4関連疾患の経過中に悪性腫瘍を含め，他疾患がオーバーラップしてくる[4-6]ことが十分にあることを認識し，経過中に新規出現/増悪が疑われる病変に関しては，その都度，画像で詳細に検討し，臨床経過と併せて慎重に診断に当たるべきである．また画像で確定診断が得られないような病変では，生検をためらってはならない．膵臓の悪性リンパ腫の頻度は低いものの，画像は自己免疫性膵炎に類似することがあり，自己免疫性膵炎の診断時には常に念頭に置いておく必要がある．

内科医からのコメント

顎下腺に限局したIgG4関連疾患や，いわゆるミクリッツ病と呼ばれていた涙腺・唾液腺に限局したIgG4関連疾患では，ステロイドを投与せずに経過観察が可能な症例をしばしば経験する．そのような症例に，新たにIgG4関連疾患が好発する臓器に病変を認めた場合には，IgG4関連疾患で一元的に説明しがちであるが，本例のように他の疾患，特に悪性腫瘍がオーバーラップする可能性もあり，注意が必要である．

● 文献 ●

1) Hamaguchi Y, Yamada K, Kawano M, et al. Prurigo nodularis-like skin eruptions in a patient with IgG4-related disease. Eur J Dermatol. 2013; 23: 541-2.
2) Yamada K, Hamaguchi Y, Saeki T, et al. Investigations of IgG4-related disease involving the skin. Mod Rheumatol. 2013; 23: 986-93.
3) Tokura Y, Yagi H, Yanaguchi H, et al. IgG4-related skin disease. Br J Dermatol. 2014; 171: 959-67.
4) Tabata T, Kamisawa T, Hara S, et al. Intraductal papillary mucinous neoplasm of the pancreas and IgG4-related disease: a coincidental association. Pancreatology. 2013; 13: 379-83.
5) Bateman AC, Culver EL, Sommerlad M, et al. Intraduct papillary mucinous neoplasm of the pancreas: a tumour linked with IgG4-related disease? J Clin Pathol. 2013; 66: 671-5.

6) Vaquero EC, Salcedo MT, Cuatrecasas M, et al. Autoimmune pancreatitis type-1 associated with intraduct papillary mucinous neoplasm: report of two cases. Pancreatology. 2014; 14: 316-8.

〈川野充弘,全　陽,井上　大,吉田耕太郎〉

CASE 6
高齢発症の糖尿病の精査中に発見された1例

> **Point**
> - IgG4 関連疾患は，高齢発症の糖尿病が初発症状のことがある．
> - IgG4 関連腎臓病は，非常に早期から治療が開始された場合，腎萎縮を残すことなく改善する．

症例　74歳 男性

▶ **病歴**

　74歳の男性が，糖尿病の精査中に腹部CTにて膵臓のびまん性の腫大を指摘され，当科を受診した．3年前に健康診断で偶然にHbA1c 6.2％を指摘された．75gOGTTにて1時間目の血糖が268であったことから，糖尿病としてボグリボースの投与が開始された．その後，血糖コントロールのためシタグリプチンが追加されたが，15kgの体重減少を認めたため，腹部エコー，CTなどにて悪性腫瘍のスクリーニングが行われた．その結果，膵臓のびまん性の腫大を認めたため，IgG4関連疾患が疑われ，当院を紹介された．最高体重は71歳時で81kg，BMI 29であった．家族歴では6人兄弟のうち3人に糖尿病がいる．20年前にS状結腸癌の手術を受けている．アレルギー性鼻炎あり．

▶ **身体所見**

　黄疸なし，貧血なし，涙腺の腫脹なし，頸部リンパ節触知せず，両側の顎下腺は硬く軽度に腫大あり，胸部異常なし，腹部異常なし．

　検査所見では，高IgG血症（IgG 2,936 mg/dL）と著明な高IgG4血症（IgG4 1,070mg/dL）を認めていた．CRPは陰性で，IgE高値は認めなかった．腎機能や肝機能は正常で，抗核抗体は陰性，C3 41mg/dL，C4 8mg/dLと中等度の低補体血症を認めていた．HbA1c 6.8％と糖尿病のコントロールは比較的良好であった（表1）．

　頸部から骨盤部にかけての造影CTでは，両側の涙腺の軽度の腫大と，両側外

1. IgG4 関連疾患— CASE 6

表1 ● 入院時の検査データ

	Value	Normal range
Urinalysis		
Protein	−	−
Occult blood	−	−
Sugar	−	−
G. cast	−	−
Blood count		
White blood cells (/μL)	6,800	3,300-8,800
Eo (%)	3.5	0-6
RBC (/μL)	432	430-550
Hb (g/dL)	14.2	13.5-17.0
Plt (/μL)	15.9	13.0-35.0
ESR (mm/hr)	42	
Serum chemistry		
BUN (mg/dL)	12	8-22
Cr (mg/dL)	0.72	0.60-1.00
UA (mg/dL)	6.3	3.6-7.0
Na (mEq/L)	141	135-149
K (mEq/L)	4.1	3.5-4.9
Cl (mEq/L)	107	96-108
ALP (IU/L)	288	115-359
γGTP (IU/L)	50	10-47
AST (IU/L)	27	13-33
ALT (IU/L)	25	8-42
LDH (IU/L)	169	119-229
TP (g/dL)	8.3	6.7-8.3
Alb (g/dL)	4.1	4.0-5.0
FPG (mg/dL)	144	70-110
HbA1c (%)	6.8	4.3-5.8
Immunological findings		
CRP (mg/dL)	0.0	0.0-0.3
IgG (mg/dL)	2,936	870-1,700
IgG4 (mg/dL)	1,070	<135
IgA (mg/dL)	244	110-410
IgM (mg/dL)	76	33-190
IgE (IU/mL)	17	<250
CH50 (U/mL)	24	32-47
C3 (mg/dL)	41	65-135
C4 (mg/dL)	8	13-35
Anti-nuclear antibody	×80 (H)	−

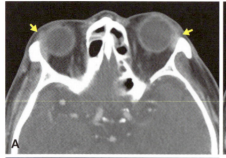
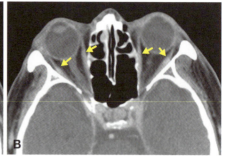
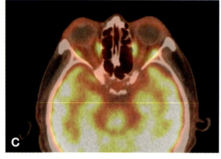

図1 眼病変

A：頸部造影CT，B：頸部造影CT，C：FDG-PET．両側涙腺に軽度の腫大を認める（→）(A)．両側外直筋，内直筋に軽度の腫大と造影効果を認める（→）(B)．両側外眼筋の病変にFDGの集積を認める(C)．

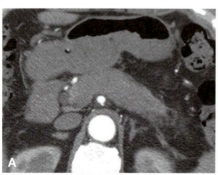
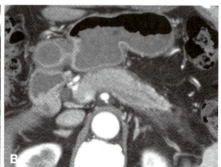
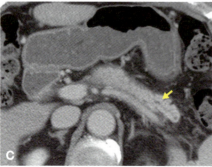

図2 腹部造影CT（膵臓）

A：単純CT，B：ダイナミック動脈相，C：ダイナミック平衡相．
膵は腫大しており，周囲脂肪織に軽度の軟部濃度陰影を認める(A)．造影早期相では膵体部の造影効果はやや弱い(B)．平衡相では膵実質は染まりあがっている．膵尾部では主膵管の軽度拡張を認める（→）(C)．

1. IgG4 関連疾患— CASE 6

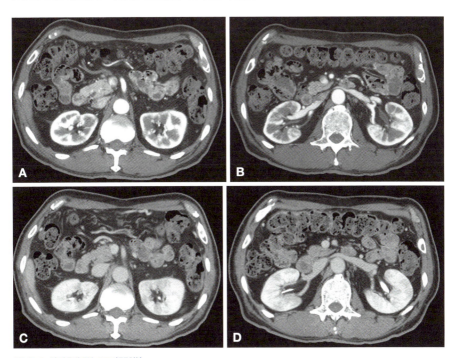

図 3 ● 腹部造影 CT（腎臓）
A, B: ダイナミック皮髄相, C, D: ダイナミック腎実質相.
腎皮質や髄質の境界不明瞭な乏血性病変の多発を認める. 腎実質相でも境界不明瞭な低吸収病変が描出されている.

眼筋の増強効果を認めた（図 1）. 顎下腺のサイズは正常であった. 膵臓は, 頭体部が腫大し, 周囲に rim 様構造を認めた. 造影では早期相で濃染は弱く, 後期相でやや染まり上がっていた. 膵尾部では主膵管拡張を伴っていた（図 2）. 腎臓では, 両側の腎皮質や髄質に境界不明瞭な造影不良域が多発していた（図 3）. 上行大動脈には, 漸増濃染を示す大動脈周囲の軟部影を認め, 腹部大動脈から両側の腸骨動脈にかけても同様の動脈周囲軟部影を認めた（図 4）. FDG-PET では, 両側涙腺, 外眼筋, 顎下腺, および膵臓に FDG の集積を認めた（図 1C）.

IgG4 関連疾患の確定診断のため, 顎下腺, 腎臓および膵臓の生検を行った. 顎下腺生検では, リンパ濾胞形成を伴ってリンパ球形質細胞浸潤があり, 閉塞性静脈炎は疑わしいところはあったがはっきりしなかった. 線維化も認めていたが, 花むしろ状の線維化は認めなかった（図 5A）. IgG4 染色では, 形質細胞の

Ⅱ．症例編

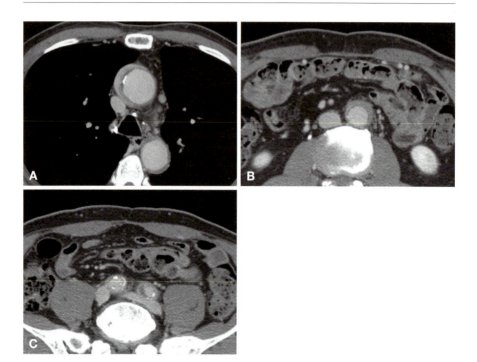

図 4 ● 胸部〜骨盤造影 CT（動脈）
上行大動脈周囲，腹部大動脈周囲，両側総腸骨動脈周囲に造影効果を有する軟部影を認める．

60％以上が IgG4 陽性であった（図 5B）．以上の顎下腺の病理所見は，IgG4 関連疾患に合致する所見であった．

　超音波内視鏡による膵臓生検・細胞診（endoscopic ultrasonography guided fine needle aspiration biopsy：EUS-FNA）では，線維芽細胞と思われる紡錘形細胞が増生する線維化組織で，形質細胞とリンパ球が散在していた（図 6）．IgG4 染色では，100/hpf 程度の陽性形質細胞を認めた．悪性所見は認められなかった．

　腎生検では，糸球体は 30 個含まれており，ほとんどが正常であった．間質は，3 本の針生検のうち 1 本は正常であったが，残りの 2 本では，50％に間質の細胞浸潤を認めており，病変部と非病変部の境界は明瞭であった（図 7A）．線維化はほとんど認められなかった（図 7B）．浸潤している細胞の大半はリンパ球と形

1. IgG4 関連疾患― CASE 6

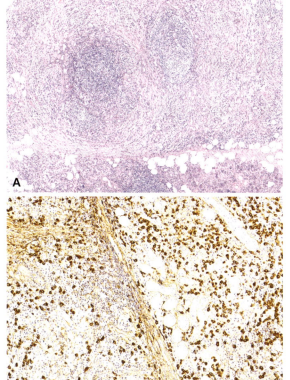

図5 ● 顎下腺
A： HE 染色（×40）．
　　リンパ濾胞と線維化を伴ったリンパ球形質細胞浸潤を認める．
B： IgG4 染色（×100）．
　　多数の IgG4 陽性形質細胞浸潤を認める．

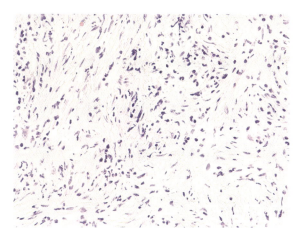

図6 ● 膵臓
HE 染色（×400）．
線維芽細胞と思われる紡錘形の細胞が増生し形質細胞とリンパ球が散在している．

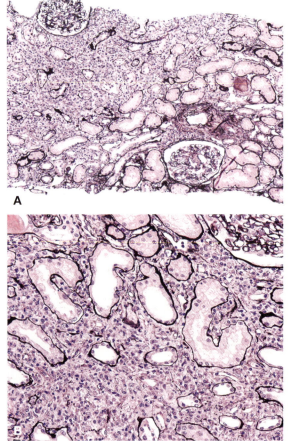

図7● 腎臓
A: PAM 染色(×100).
病変部と非病変部の境界が明瞭である.
B: PAM 染色(×200).
線維化はほとんど認めない.

質細胞で,好酸球や好中球の浸潤は認めなかった(図7C).形質細胞の多くは IgG4 陽性であった(図7D).蛍光抗体法では,萎縮した尿細管周囲に IgG,C3,C1q の顆粒状沈着を認めていた.

▶ **臨床経過**

以上の所見より,涙腺,唾液腺,膵臓,腎臓,胸部大動脈周囲,腹部大動脈周囲に病変を認める IgG4 関連疾患と診断した.PSL 40mg にて治療を開始したところ著効し,1カ月後の造影 CT では,ほとんどすべての画像所見の改善を認めた.その後,PSL 5mg の維持療法にて4年間,再燃を認めなかった.

1. IgG4 関連疾患― CASE 6

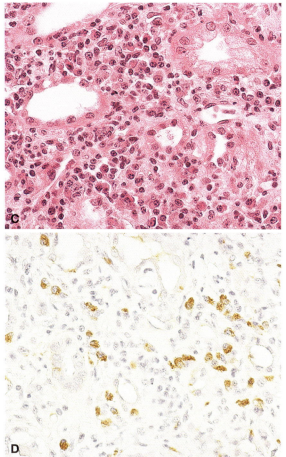

図7 (つづき)
C: HE 染色(×400).
多数の形質細胞浸潤を認めるが，好酸球や好中球は認めない．
D: IgG4 染色(×400).
強視野で10個以上のIgG4陽性細胞の浸潤を認める．

病理医からのコメント

　本症例では，生検しやすい病変として顎下腺と腎臓があり，どちらも診断に十分な IgG4 陽性形質細胞浸潤を認めていた．しかしながら，どちらの組織にも特徴的な花むしろ状の線維化は認めず，臨床所見，画像所見を総合して IgG4 関連疾患と診断した．特に，腎臓ではほとんど線維化を認めず，非常に早期の病変と考えられた．本例のように，線維化は認めても必ずしも花むしろ状の線維化を伴わない症例があり[1]，病理所見のみでは診断に限界があることを認識すべきであ

る．一方で，膵臓生検は，悪性腫瘍との鑑別のために施行され，有用であった．

放射線科医からのコメント

　本例は，涙腺，外眼筋，膵，動脈周囲病変と多彩な病変を呈した IgG4 関連疾患であった．膵臓の所見は比較的典型的所見と考えられ，他臓器所見はさらに IgG4 関連疾患の診断を支持するものであり診断は容易であった．なお，本症例では触診上顎下腺病変が疑われたが，CT では腫大ははっきりしなかったため，US を追加し，典型的な石垣状所見を確認した上で，生検を行った．涙腺，顎下腺病変は CT のみでは腫大の有無がはっきりしないことがあり，そういった場合には US にて病変の有無を確認し[2-5]，所見があれば生検候補部位として主治医に報告することも画像診断の役割である(逆に触診で堅く触れず，US で所見が正常であるような涙腺，顎下腺は CT で腫大が疑われても正常であることが多く，無駄な生検侵襲は避けるべきである)．

内科医からのコメント

　IgG4 関連疾患の症例の中には，高齢発症の糖尿病の精査中に偶然発見される症例が存在する．IgG4 関連疾患は，糖尿病の合併率が高いが，その多くは膵臓病変をもつ症例である[6]．当初は，ステロイドに反応して糖尿病がよくなると報告されたが[7]，増悪してインスリンが必要になる症例も存在する[8]．また，画像上，膵臓に明らかな病変がなくても，糖尿病の合併頻度が高いことが報告されている[9]．したがって，高齢発症の糖尿病や，糖尿病患者のコントロールが急に増悪した場合，IgG4 関連疾患も念頭に置いて鑑別を進める必要がある．

● 文献 ●

1) Raissian Y, Nasr SH, Larsen CP, et al. Diagnosis of IgG4-related tubulointerstitial nephritis. J Am Soc Nephrol. 2011; 22: 1343-52.
2) Asai S, Okami K, Nakamura N, et al. Sonographic appearance of the submandibular glands in patients with immunoglobulin G4-related disease. J Ultrasound Med. 2012; 31: 489-93.
3) Asai S, Okami K, Nakamura N, et al. Localized or diffuse lesions of the sub-

mandibular glands in immunoglobulin g4-related disease in association with differential organ involvement. J Ultrasound Med. 2013; 32: 731-6.
4) Takagi Y, Nakamura H, Origuchi T, et al. IgG4-related Mikulicz's disease: ultrasonography of the salivary and lacrimal glands for monitoring the efficacy of corticosteroid therapy. Clin Exp Rheumatol. 2013; 31: 773-5.
5) Shimizu M, Okamura K, Kise Y, et al. Effectiveness of imaging modalities for screening IgG4-related dacryoadenitis and sialadenitis(Mikulicz's disease) and for differentiating it from Sjögren's syndrome(SS), with an emphasis on sonography. Arthritis Res Ther. 2015; 17: 223.
6) Nishimori I, Tamakoshi A, Kawa S, et al; Research Committee on Intractable Pancreatic Diseases, the Ministry of Health and Welfare of Japan. Influence of steroid therapy on the course of diabetes mellitus in patients with autoimmune pancreatitis: findings from a nationwide survey in Japan. Pancreas. 2006; 32: 244-8.
7) Tanaka S, Kobayashi T, Nakanishi K, et al. Corticosteroid-responsive diabetes mellitus associated with autoimmune pancreatitis. Lancet. 2000; 356: 910-1.
8) Masuda A, Shiomi H, Matsuda T, et al. The relationship between pancreatic atrophy after steroid therapy and diabetes mellitus in patients with autoimmune pancreatitis. Pancreatology. 2014; 14: 361-5.
9) Ito N, Yagi K, Kawano M, et al. Analysis of pancreatic endocrine function in patients with IgG4-related diseases, in whom autoimmune pancreatitis was ruled out by diagnostic imaging. Endocr J. 2014; 61: 765-72.

〈川野充弘,全　陽,井上　大,吉田耕太郎〉

CASE 7

血清 IgG4 値が正常値を示した IgG4 関連唾液腺炎の 1 例

> **Point**
> - 単一臓器にしか病変がない症例では血清 IgG4 値が増加しないことがある．
> - 唾液腺の診断には特徴的なエコー所見が診断に有用である．

症例　68 歳 女性

▶ **病歴**

30 歳代より排尿困難があり，4 年前に精査を受け，原因不明の外尿道狭窄と診断され加療を受けた．以前より，高血圧と 2 型糖尿病のため近医に通院し加療を受けていた．これまでにアレルギー疾患の既往は認めていなかった．3 年前に両側の顎下部に腫瘤を触知するようになり，頸部エコー検査を受けたところ，顎下腺内の腫瘤が疑われた．FDG-PET 検査では，両顎下腺への淡い集積を認めるのみであり，針生検では診断に至らず，慢性硬化性顎下腺炎として経過観察されていた．その後，IgG4 関連疾患が疑われ，全身精査と生検による確定診断の目的で当院の耳鼻科を受診した．アレルギー疾患の既往はない．

▶ **身体所見**

黄疸なし，貧血なし，頸部リンパ節触知せず，両側の顎下部に可動性のある硬結あり（左約 4cm，右約 3cm），弾性硬，圧痛なし，胸部・腹部異常なし，浮腫なし．

検査所見では，IgG4 は 73.1mg/dL と正常であり，IgG4/IgG 比も 5.7％と 8％以下で増加を認めなかった．IgG は 1,277mg/dL と正常で，高ガンマグロブリン血症も認めなかった．好酸球の増加は認めず，IgE も正常であった．SSA，SSB は陰性で，補体値も正常であった（表 1）．

頸部から骨盤部までの造影 CT では，顎下腺内には明らかな腫瘤は認められなかった．その他には，IgG4 関連疾患を疑わせる臓器病変は認めなかった．

表1 ● 入院時の検査データ

	Value	Normal range
Urinalysis		
Protein	−	−
Occult blood	−	−
Sugar	−	−
G. cast	−	−
Blood count		
White blood cells (/μL)	6,190	3,300-8,800
Eo (%)	2.9	0-6
RBC (/μL)	446	430-550
Hb (g/dL)	13.8	13.5-17.0
Plt (/μL)	17.8	13.0-35.0
ESR (mm/hr)	12	
Serum chemistry		
BUN (mg/dL)	10	8-22
Cr (mg/dL)	0.47	0.60-1.00
UA (mg/dL)	4.7	3.6-7.0
Na (mEq/L)	143	135-149
K (mEq/L)	3.5	3.5-4.9
Cl (mEq/L)	102	96-108
ALP (IU/L)	173	115-359
γGTP (IU/L)	20	10-47
AST (IU/L)	15	13-33
ALT (IU/L)	20	8-42
T. Bil (mg/dL)	1.5	
LDH (IU/L)	177	119-229
TP (g/dL)	7.4	6.7-8.3
Alb (g/dL)	4.6	4.0-5.0
HbA1c (%)	6.8	4.3-5.8
Immunological findings		
CRP (mg/dL)	0.0	0.0-0.3
IgG (mg/dL)	1,277	870-1,700
IgG4 (mg/dL)	73.1	<135
IgA (mg/dL)	204	110-410
IgM (mg/dL)	133	33-190
IgE (IU/mL)	49	<250
CH50 (U/mL)	54	32-47
C3 (mg/dL)	96	65-135
C4 (mg/dL)	22	13-35
Anti-nuclear antibody	×20 (H)	−
SSA (EU)	<10	−
SSB (EU)	<10	−

FDG-PETでは,両側顎下腺への淡い集積以外には,リンパ節も含めて集積は認めなかった.

臨床所見と画像所見を総合すると,唾液腺に限局したIgG4関連疾患が疑われたため,顎下腺生検を行った.生検の結果は,軽度の線維化を伴うリンパ球・形質細胞浸潤であり,一部の形質細胞はIgG4陽性であったが,IgG4関連疾患とは診断できなかった.閉塞性静脈炎や好酸球浸潤も認めなかった.同時に施行した口唇小唾液腺生検では,多数のリンパ濾胞を伴ったリンパ球形質細胞浸潤を認めていたが,浸潤しているIgG4陽性形質細胞は,一部を除いて非常にわずかで

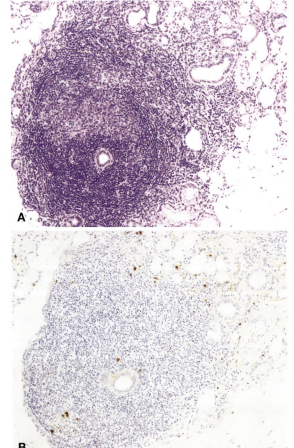

図1 ● 口唇小唾液腺
A: HE染色(×100).
　　リンパ濾胞を伴う唾液腺炎を認める.
B: IgG4染色(×100).
　　IgG4陽性形質細胞はほとんど認めない.

1. IgG4 関連疾患― CASE 7

あった(図1).

最終的にIgG4関連疾患と診断したが,無症状であること,糖尿病を合併していることからステロイドは投与せず経過観察とした.

▶ **臨床経過**

その後,次第に右の耳下腺部の腫瘤を認めるようになった.経過中に腫瘤は縮小したが,3年後に再び増大を認めた.CTでは,両側顎下腺は両側性に軽度腫大しており,造影で均一に濃染していた(図2A, B).右の耳下腺にφ2cm大の造影で濃染される結節が認められた(図2C).他にも両側耳下腺内には小結節の多発を認めた.MRIではT1強調画像で均一な造影効果を認めていた(図3A, B).頸部エコーでは,顎下腺は境界明瞭で,結節状の低エコー域が多発し,それを縁取るように線状の高エコーが混在していた(図3C).

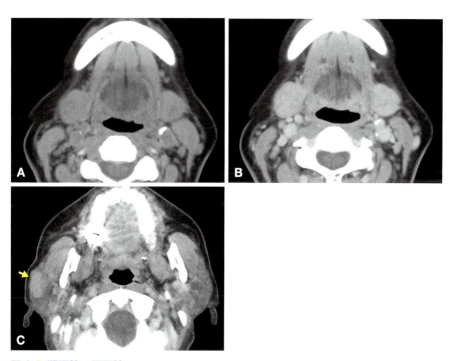

図2 ● 顎下腺,耳下腺
A: 頸部単純CT, B, C: 頸部造影CT.
両側顎下腺に軽度の腫大を認める(A).造影では両側性に均一な増強効果を認める(B).
右耳下腺に造影で濃染する腫瘤を認める(→)(C).

II. 症例編

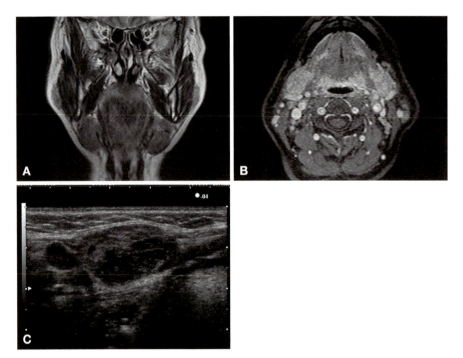

図3 ● 顎下腺
A：T2強調画像冠状断像，B：脂肪抑制T1強調画像（造影後），C：顎下腺エコー．
両側顎下腺は軽度腫大している（A）．造影では均一な造影効果を認める（B）．内部は低エコー域が多発しており，隔壁様に高エコーが介在している（C）．

　右側の病変が大きいため，悪性リンパ腫との鑑別も含めて耳下腺生検を行った．耳下腺の病理所見は，形質細胞が混在した濾胞形成を伴うリンパ球浸潤であり，花むしろ状線維化は認めなかったが，小葉間隔壁を中心とする密な線維化が認められた（図4）．浸潤リンパ球のモノクローナルな増殖はなく，悪性所見は認められなかった．IgG4陽性形質細胞は74/hpf認め，IgG4/IgG比は50％であった（図5）．閉塞性静脈炎は認められなかった．同時に生検された耳下腺周囲の腫大したリンパ節にもIgG4陽性形質細胞を150/hpf程度に認めた．
　全身の画像検査によるスクリーニングでは，唾液腺以外にIgG4関連疾患の臓器病変を示唆する所見はなく，悪性腫瘍を示唆する所見も認めなかった．以上より，耳下腺もIgG4関連疾患による病変と診断し，無治療で経過観察とした．

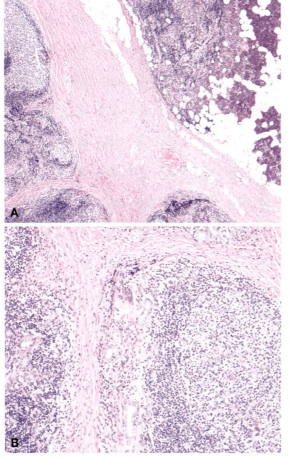

図4 ● 耳下腺
A: HE 染色(×40).
炎症の間に小葉間隔壁を中心とする密な線維化を認める.
B: HE 染色(×100).
腺組織はほとんど消失しリンパ濾胞が認められる.

病理医からのコメント

　血清の IgG4 値が正常である場合,特に涙腺や唾液腺では悪性リンパ腫との鑑別が重要である.本例では,耳下腺においても顎下腺においても病理所見からは悪性リンパ腫は否定的であった.一方,いずれの臓器にも,IgG4 陽性形質細胞浸潤は認めていたが,IgG4/IgG 比が 40%に満たないところもあり,生検部位によっては必ずしも 40%以上とならないことがあることを理解しておく必要がある.

II. 症例編

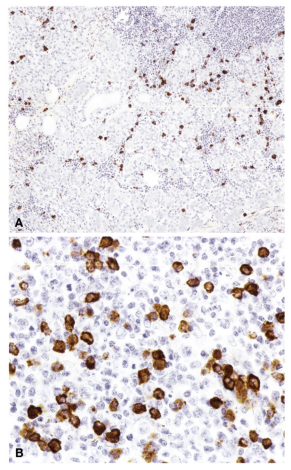

図5 ● 耳下腺
A: IgG4 染色（×100）.
腺房細胞間に IgG4 陽性形質細胞が浸潤している.
B: IgG4 染色（×400）.
浸潤している形質細胞のほとんどが IgG4 陽性である.

　本例では，口唇小唾液腺生検において，多数のリンパ濾胞を伴う炎症を認めていたが IgG4 陽性細胞浸潤はわずかであり，診断の補助には有用ではなかった．

放射線科医からのコメント

　本例は，唾液腺に限局した IgG4 関連疾患である．顎下腺の腫大とエコー所見は IgG4 関連疾患に矛盾しない像であった（CT では腫大はとらえにくかった）．IgG4 関連唾液腺炎では CT では腫大を確認しにくい場合があり，エコーによる

石垣状の特徴的な所見の確認が有用であるが，本症のように血清IgG4値が正常範囲内である場合の単独病変では特に涙腺，唾液腺病変では現時点で厳密にMALTomaとの鑑別は画像では困難であるため，生検が必須であると考えられる．

耳下腺内の結節は，耳下腺自体の病変とするのか，腺内リンパ節病変とするのか，悩ましい画像所見であった．

内科医からのコメント

本例のように単一臓器にのみ病変のあるIgG4関連疾患では，血清IgG4濃度が増加しないことがある．このような場合には，生検による病理診断が重要となる．井上らは，多臓器病変をもつIgG4関連疾患で血清IgG4値が135mg/dL以下の症例は3％のみであったが，単一臓器病変の症例では，18％の症例で血清IgG4値の増加を認めなかったと報告している[1]．神澤らは，血清IgG4値が上昇を示さない1型自己免疫性膵炎の症例を血中IgG4陰性例(serum IgG4-negative autoimmune pancreatitis)と呼んで，陽性例と比較検討した[2,3]．その結果，陰性例は58例中の13例(22％)であり，陰性例では限局性膵腫大が多く，膵外病変をもつ症例は8％のみ(陽性例では51％)であった．病理所見では，陰性例は炎症細胞浸潤の程度が軽かった．したがって，単一臓器病変や炎症が軽度な症例では血清IgG4濃度が正常になる症例があるものと考えられる．

治療に関しては，唾液腺病変のみの場合，ステロイドを投与することなく経過観察可能であるが，経過中に片側性の耳下腺腫脹のような病変が出現した場合には，悪性疾患の合併も考慮して追加生検が必要となる．

近年，IgG4関連疾患に関連した尿道病変の報告がある．本例の尿道病変も関連が疑われたが，発症から時間が経っており，関連があるとしても線維化している可能性が強く，IgG4関連疾患との関連は診断できなかった．

● 文献 ●

1) Inoue D, Yoshida K, Yoneda N, et al. IgG4-related disease: dataset of 235 consecutive patients. Medicine (Baltimore). 2015; 94: e680.
2) Kamisawa T, Takuma K, Tabata T, et al. Serum IgG4-negative autoimmune pancreatitis. J Gastroenterol. 2011; 46: 108-16.
3) 原　精一, 神澤輝実, 田畑拓久, 他. 血中 IgG4 陰性の自己免疫性膵炎. In: 川茂幸, 他編. IgG4 関連疾患アトラス. 金沢: 前田書店; 2012. p.34-8.

〈川野充弘, 全　陽, 井上　大, 吉田耕太郎〉

CASE 8

膵腫大の1例

> **Point**
> - 臨床的に典型的な IgG4 関連疾患だが，血清 IgG4 が上昇せず，また組織中の IgG4 陽性細胞の浸潤も目立たない症例がある(IgG4-negative IgG4-related disease).
> - こういった症例は稀で，これまで数例の報告があるのみである.
> - 典型的な IgG4 関連疾患との違いに関しては今後の検討が必要である.

症例　68歳 男性

▶**臨床経過**

40歳頃から糖尿病にて通院加療中で，急激な血糖コントロール不良のために当院紹介受診となった．身体所見では特記事項を認めなかった．画像検査で，膵のびまん性腫大を認めたため精査となった．

▶**検査成績**

血糖 239mg/dL，HbA1c 10%と血糖コントロール不良だった．肝胆道系酵素の上昇はなく，膵酵素はリパーゼ 95IU/L，エラスターゼ 331ng/dL と軽度上昇していた．IgG 1,492mg/dL，IgG4 75mg/dL と免疫グロブリンの上昇はなく，抗核抗体も陰性だった．

▶**画像所見**

膵頭部の一部を除いて膵はびまん性に腫大し，被膜様構造(capsule-like rim)も見られ，自己免疫性膵炎に特徴的な所見であった．ダイナミック CT では，遅延相で造影効果を認めた(図1)．MRI では，T1 強調画像で低信号，T2 強調画像で軽度高信号，拡散強調像で拡散低下を認めた．MRCP では体尾部の主膵管の描出が乏しく，狭小化が疑われた．PET ではびまん性に FDG の集積を認めたが，他臓器に陽性像は見られなかった．

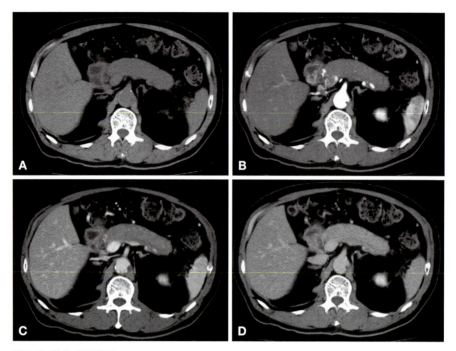

図1 ● 膵の CT 所見
A：単純 CT，B：造影膵実質相，C：造影門脈相，D：造影遅延相．
膵はびまん性に腫大し，被膜様構造を伴う．遅延相では造影効果が見られる．

▶ 病理所見

　超音波内視鏡下の膵生検が行われた．膵実質は強い硬化性炎症で置換されており，腺房細胞はほとんど確認できなかった(図2)．リンパ球と形質細胞の浸潤が主体で，背景には強い線維化を伴っていた(図3)．一部では花むしろ状の線維化があり(図4)，また弾性線維染色で閉塞性静脈炎が示唆された(図5)．免疫染色では IgG4 陽性細胞は全体的に少なく，多いところでも強拡大1視野に10個以下であった(図6)．また，IgG 陽性細胞は多く見られ，IgG4/IgG 陽性細胞比は10％以下であった(図6)．

▶ その後の経過

　1型自己免疫性膵炎(IgG4関連膵炎)と診断し，PSL 30mg/day の内服を開始した．2週間後に撮影した CT では膵腫大は改善し，主膵管の描出も良好となった．その後1年間に再発は認めていない．

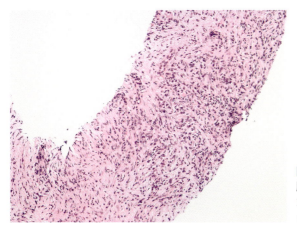

図2● 膵生検の病理組織像
膵実質内には強い硬化性炎症が見られ,既存の膵実質はほとんど確認できない.

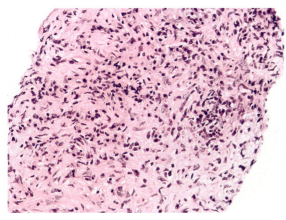

図3●
浸潤細胞はリンパ球と形質細胞が主体で,背景には線維化を伴う.

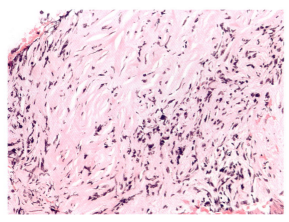

図4●
一部で花むしろ状線維化が見られる.

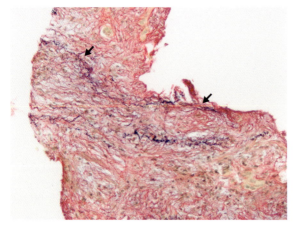

図5
Elastica van Gieson 染色で線維化の中に弾性線維が描出され，閉塞性静脈炎が示唆される（→）．

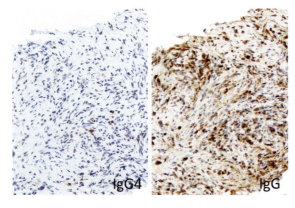

図6
IgG4 陽性細胞は少なく，IgG4/IgG 陽性細胞比も明らかに 10％以下である．

病理医からのコメント

　この症例の病理診断は非常に難しい．臨床的には自己免疫性膵炎に典型的な画像所見を示しており，病理検査がなくても自己免疫性膵炎と診断できる症例であるが，病理は非典型的であった．HE の所見，すなわちリンパ球・形質細胞浸潤，花むしろ状線維化，閉塞性静脈炎は確認されたが，IgG4 陽性細胞の浸潤が非常に少なかった．通常の自己免疫性膵炎であれば生検検体なら強拡大 1 視野に 10 個以上の陽性細胞が見られ，IgG4/IgG 陽性細胞比は 40％以上となるが，本例ではいずれの基準も満たしていなかった．このような IgG4 陰性 IgG4 関連疾患とでもいうべき症例が最近数例報告されている[1,2]．いずれの症例でも画像所見

や治療効果は典型的な IgG4 関連疾患であるが，血清 IgG4 は正常で，IgG4 陽性形質細胞の浸潤も目立たない．こういった症例が典型的な IgG4 関連疾患とどのように違うのかに関しては今後の検討が必要である．

放射線科医からのコメント

　本例の画像診断は比較的容易であり，自己免疫性膵炎の診断は難しくないと思われる．これまで報告されている IgG4 陰性 IgG4 関連疾患では，膵炎の症例が多く，いずれの症例でも本例と同じような典型的な画像所見を示している．

内科医からのコメント

　臨床的に典型的な症例でも病理所見が非典型な症例が存在する．IgG4 陰性 IgG4 関連疾患はよく見られる現象ではないが，限られた症例ではそういった診断名も使われていることは知っておく必要がある．

● 文献 ●

1) Hart PA, Smyrk TC, Chari ST. Lymphoplasmacytic sclerosing pancreatitis without IgG4 tissue infiltration or serum IgG4 elevation: IgG4-related disease without IgG4. Mod Pathol. 2015; 28: 238-47.
2) Nakano E, Kanno A, Masamune A, et al. IgG4-unrelated type 1 autoimmune pancreatitis. World J Gastroenterol. 2015; 21: 9808-16.

〈全　陽〉

CASE 9
悪性リンパ腫との鑑別を要した IgG4 関連リンパ節症の 1 例

Point
- PTGC 型 IgG4 関連リンパ節症は限局性の顎下リンパ節腫脹で発症し，経過観察中に全身性の IgG4 関連疾患に進展する例がある．
- 限局性 PTGC 型 IgG4 関連リンパ節症では血中 IgG4 の上昇が見られないことが多い．
- 経過とともに PTGC 型 IgG4 関連リンパ節症からキャッスルマン病に類似した IgG4 関連リンパ節症に形態変化する症例も存在する．
- IgG4 関連疾患では，成熟型の形質細胞の他に幼弱な形質細胞や免疫芽球に類似した大型細胞も出現するためリンパ腫との鑑別が重要である．

症例　73 歳 女性

▶病歴

　50 代の頃に右顎下部の腫脹に気付くも放置していた．63 歳の時に顎下部の腫脹が増大してきたため近医を受診し生検され，胚中心進展性異形成(progressively transformed germinal centers: PTGC)と診断された．その半年後に再発してきたため再生検され，キャッスルマン病と診断された．B 症状などの全身症状や目立った炎症反応はなかったため経過観察されていた．その後，徐々に両側涙腺・顎下腺腫脹，全身リンパ節腫脹，腹腔内の多発軟部腫瘤影などが出現し，臨床的に悪性リンパ腫が疑われたため，頸部リンパ節生検が施行された．病理学的に濾胞辺縁帯リンパ腫(marginal zone lymphoma)と診断されたため，R-CHOP が施行され CR となった(69 歳時)．最近になり全身リンパ節腫脹と右肺野に PET 集積のある浸潤影が出現してきたため腋窩リンパ節の生検が行われた．この時点で病理学的に IgG4 関連疾患の可能性が疑われたため病理コンサルトとなった．

表 1 ● 入院時の検査データ

	Value	Normal range
Urinalysis		
Protein	−	−
Occult blood	−	−
Sugar	−	−
G. cast	−	−
Blood count		
White blood cells (/μL)	7,260	3,300-8,800
Eo (%)	7.6	0-6
RBC (/μL)	413	430-550
Hb (g/dL)	12.7	13.5-17.0
Plt (/μL)	24.7	13.0-35.0
Serum chemistry		
BUN (mg/dL)	11	8-22
Cr (mg/dL)	0.9	0.60-1.00
UA (mg/dL)	5.1	3.6-7.0
Na (mEq/L)	141	135-149
K (mEq/L)	3.9	3.5-4.9
Cl (mEq/L)	101	96-108
ALP (IU/L)	255	115-359
γGTP (IU/L)	39	10-47
AST (IU/L)	31	13-33
ALT (IU/L)	39	8-42
LDH (IU/L)	223	119-229
TP (g/dL)	11.8	6.7-8.3
Alb (g/dL)	4.1	4.0-5.0
Immunological findings		
CRP (mg/dL)	0.2	0.0-0.3
IgG (mg/dL)	5,120	870-1,700
IgG4 (mg/dL)	1,762	<135
IgA (mg/dL)	296	110-410
IgM (mg/dL)	68	33-190
IgE (IU/mL)	850	<250

▶病理所見

　初発時の顎下リンパ節生検材料では，胚中心を伴うリンパ濾胞の過形成を認め，マントル帯が肥厚し胚中心が不明瞭化した胚中心進展性異形成(PTGC)を伴っていた(図 1)．胚中心内には形質細胞の浸潤が認められ，濾胞間には好酸球の浸潤が目立っていた．IgG4 の免疫染色を行ったところ，胚中心内を主体にIgG4 陽性細胞の浸潤が認められ(図 2)，IgG4/IgG 陽性細胞比も 40％を超えて

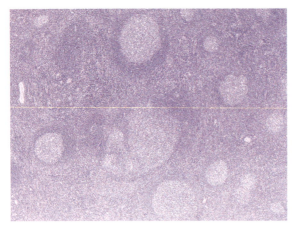

図1● 初発時リンパ節生検（HE染色，弱拡大）
胚中心を伴うリンパ濾胞過形成を認める．中心部にはマントル帯によって胚中心が分断され不明瞭化した，いわゆる胚中心進展性異形成（PTGC）も認められる．

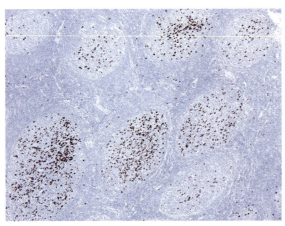

図2● 初発時リンパ節生検（IgG4免疫染色，中拡大）
IgG4陽性細胞のほとんどは胚中心内に認められる．この所見はPTGC型IgG4関連リンパ節症の特徴的な所見である．

いた．組織学的にはPTGC型IgG4関連リンパ節症の像であった．半年後に生検されキャッスルマン病と診断された病変もほぼ同様の像を示していたが，胚中心内のIgG4陽性細胞の他に濾胞間でのIgG4陽性形質細胞の増加も目立っていた．

　69歳時に濾胞辺縁帯リンパ腫（marginal zone lymphoma）と診断された病変と今回生検された腋窩リンパ節病変はいずれも同様の組織像を示していた．濾胞間の拡大と濾胞間には形質細胞の増生を認め，形質細胞型キャッスルマン病に類似した像を示している（図3）．しかしながら，形質細胞型キャッスルマン病とは異なり，濾胞間には形質細胞の他に大型の免疫芽球，幼弱な形質細胞など異型性

1. IgG4 関連疾患 — CASE 9

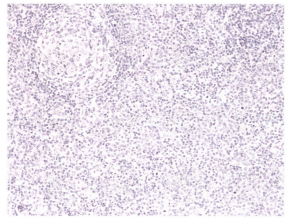

図3 再発時リンパ節生検（HE 染色，中拡大）
これまでの濾胞過形成を示す PTGC 型 IgG4 関連リンパ節症とは異なり，濾胞間の拡大ならびに形質細胞の増生を認める．組織学的には形質細胞型キャッスルマン病に類似した像を示している．

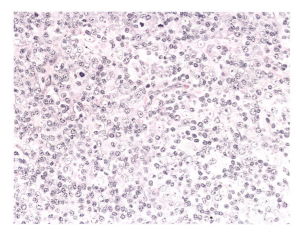

図4 再発時リンパ節生検（HE 染色，強拡大）
濾胞間には成熟型の形質細胞の他に幼弱な形質細胞や免疫芽球などが認められ核分裂像も目立っている．浸潤している細胞に異型性が認められる．

のある細胞が認められ核分裂像も目立っていた（図4）．免疫染色では，濾胞間の形質細胞や異型性を示す免疫芽球のほとんどは IgG4 に陽性を示し（図5），IgG4/IgG 陽性細胞比も 40％を超えていた．濾胞間に浸潤している形質細胞や免疫芽球に異型性が見られたものの，免疫グロブリン軽鎖の κ および λ の *in situ* hybridization では軽鎖制限は認められなかった．

▶ **臨床経過**

PSL 40mg/day が開始され，2 カ月後にはリンパ節や肺病変は縮小傾向を示し，血清 IgG4 値も 350mg/dL まで減少した．

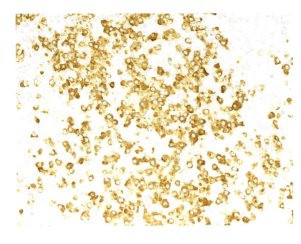

図5 ● 再発時リンパ節生検（IgG4 免疫染色，強拡大）
浸潤している形質細胞や大型の免疫芽球などの多くはIgG4に陽性を示している．

病理医からのコメント

　PTGC 型 IgG4 関連リンパ節症のほとんどは，限局性の顎下リンパ節腫脹で発症し局所再発を繰り返す．また，本例のように IgG4 関連の涙腺，顎下腺，皮膚病変ならびに全身性リンパ節腫脹などの全身病変へと進展することもある．そのため臨床的に悪性リンパ腫との鑑別が問題になることが多い．その理由として，IgG4 関連疾患で出現する形質細胞は，成熟型の他に幼弱なものから免疫芽球の形態をとるものなど異型の目立つことが多い．そのため悪性リンパ腫（とくに濾胞辺縁帯リンパ腫）との鑑別を十分に行う必要がある．その際には形態やIgG4 の免疫染色のみならず，免疫グロブリンにおける軽鎖制限の有無などをしっかり確認することが重要である．

【本症例で画像および病理学的に鑑別が必要な疾患】
　濾胞辺縁帯リンパ腫/キャッスルマン病/結節性リンパ球優位型ホジキンリンパ腫（NLPHL）/木村病/自己免疫性疾患

〈佐藤康晴〉

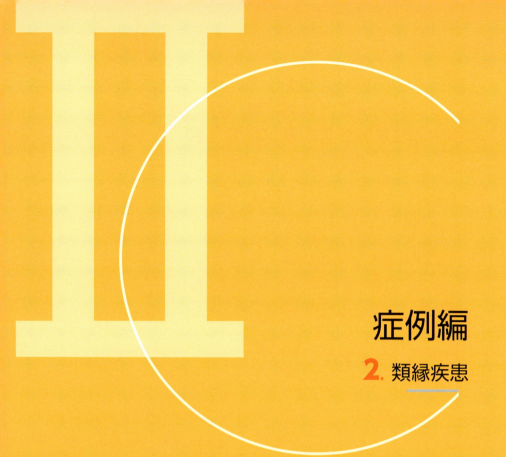

II 症例編

2. 類縁疾患

CASE 10

原因不明の高 IgG 血症，高 IgG4 血症で経過観察中にリンパ節病変と腎機能低下が出現した多中心性キャッスルマン病の 1 例

> **Point**
> - 臓器病変のはっきりしない高 IgG 血症，高 IgG4 血症を見た場合，潜在的な多中心性キャッスルマン病(multicentric Castleman disease: MCD)も鑑別として考慮する．
> - 高 IgG4 血症に持続的な CRP 高値を伴う場合には，鑑別疾患として MCD や ANCA 関連血管炎を考慮する．

症例 66歳 男性

▶ 病歴

　66歳男性が持続的な CRP 高値，全身倦怠感，徐々に進行する腎機能低下の精査のために入院した．14年前より人間ドックにて CRP 1〜3 程度の高値を指摘され続けていたが放置していた．入院の4年前に膀胱癌の診断で手術を受けた際，CRP 7台の高値を指摘．その後，内科の外来で経過をフォローされていたが CRP 6〜8台の高値が持続していた．内科での精査では造影 CT にて縦隔のリンパ節腫脹を指摘されるも FDG-PET では有意な集積はなく，骨髄穿刺でも異常を認めず，CRP 高値の原因は不明であった．しかし，精査の際に，同時に高 IgG 血症(IgG 4,415mg/dL)を認めたため，IgG4 を測定したところ，IgG4 987mg/dL，IgG4/IgG 比 22.4%と高 IgG4 血症を指摘され，入院の3年前に IgG4 関連疾患疑いとして当院を紹介された．全身の画像検査では腫大臓器を認めないことから，口唇小唾液腺生検を施行した．病理所見では1個の唾液腺に軽度から中等度の形質細胞浸潤を認めたが，IgG4 陽性形質細胞はわずかであり IgG4 関連疾患とは診断できなかった．CRP 高値が持続するためステロイド治療も考慮されたが，膀胱癌に対して BCG の膀胱内注入治療が予定されていたため，ステロイドは使わずに経過観察とした．この時の腎機能は，血清クレ

アチニン(sCr)0.8mg/dL，eGFR 75mL/min/1.73m^2 と正常であった．入院の2年前にBCGによる治療が終了．1年前に膀胱癌が再発し，膀胱全摘術と回腸新膀胱瘻造設術が施行された．経過中に腎盂腎炎を繰り返し，少しずつ腎機能が低下した．入院の9カ月前に，当科を再受診した際，CRP 6～8台の高値は持続していたが，FDG-PETにて両側頸部，腋窩，縦隔，左鼠径部リンパ節の軽度の腫大とFDGの集積を認め，全身倦怠感と食欲不振が増悪していたため，精査加療目的で入院した．

▶ 身体所見

涙腺腫大なし，顎下腺腫大なし，表在リンパ節は左腋窩に柔らかいリンパ節をわずかに触知するのみで，その他の表在リンパ節は鼠径部を含めて触知しなかった．胸部異常なし，腹部は手術痕のみで腫瘤は触れず，特記すべき異常を認めない．

検査所見(表1)では，1,500mg/gCrの蛋白尿を認め，eGFR 27.9とCKD G4A3の腎機能障害を認めていた．γGTP 173IU/L，AST/ALT 24/41IU/Lと胆道系酵素の異常を中心とした肝機能異常を認めていた．免疫系では，高IgG血症(IgG 4,854mg/dL)と著しいIgG4高値(IgG4 961mg/dL)を認め，IgG4関連疾患が疑われる所見であったが，血清IL-6濃度が13pg/mL(正常値<4pg/mL)と軽度に高値であった．血清IgEは28,158IU/mLと著明な高値であったが好酸球増多は認めなかった．過去にアレルギー性鼻炎や気管支喘息などのアレルギー性疾患の既往は認めなかった．血清補体価は正常であった．

単純CT上，両側頸部，腋窩，縦隔に複数のリンパ節腫大を認めた．縦隔では短径が10mmをこえるリンパ節が認められた．頸部，腋窩のリンパ節ではサイズは小さいが，球形に近い形態のものが多かった(図1)．FDG-PETでは，これらリンパ節に軽度の集積を認めた．涙腺，顎下腺，膵臓，腎臓，大動脈周囲などのIgG4関連疾患の好発部位には異常を認めなかった．

右顎下リンパ節生検では，リンパ節構造は保たれており(図2A)，癌の転移は認めなかった．濾胞間組織が拡大し，リンパ濾胞はやや萎縮していた．拡大した濾胞間組織には，分化した形質細胞を多数認めた(図2B)．硝子血管型キャッスルマン病に特徴的な小血管の濾胞侵入像は明らかではなかった．免疫染色(κ鎖，λ鎖染色)ではリンパ球のモノクローナルな増生は認めず，EBウイルス感染細胞も認めなかった(EBER染色陰性)．病理所見は，MCDに矛盾しなかったが，

表 1 ● 入院時の検査データ

	Value	Normal range
Urinalysis		
Protein	1+	−
Occult blood	+−	−
Sugar	−	−
G. cast	−	−
u-prot. (mg/gCr)	1,500	
Urinary beta 2 microglobulin (ng/mL)	69,077	
Urinary N-acetyl-beta-D-glucosamidase (IU/L)	16.3	
Blood count		
White blood cells (/μL)	7,390	3,300-8,800
Eo (%)	4.1	0-6
RBC (/μL)	297	430-550
Hb (g/dL)	8.7	13.5-17.0
Plt (/μL)	24.2	13.0-35.0
ESR (mm/hr)	91	
Serum chemistry		
BUN (mg/dL)	47	8-22
Cr (mg/dL)	1.96	0.60-1.00
eGFR (mL/min/1.73m^2)	27.9	
UA (mg/dL)	6.1	3.6-7.0
Na (mEq/L)	138	135-149
K (mEq/L)	3.6	3.5-4.9
Cl (mEq/L)	113	96-108
ALP (IU/L)	672	115-359
γGTP (IU/L)	173	10-47
AST (IU/L)	24	13-33
ALT (IU/L)	41	8-42
LDH (IU/L)	103	119-229
Amy (IU/L)	103	4-113
TP (g/dL)	9.9	6.7-8.3
Alb (g/dL)	3.1	4.0-5.0
Immunological findings		
CRP (mg/dL)	7.2	0.0-0.3
IgG (mg/dL)	4,854	870-1,700
IgG4 (mg/dL)	961	<135
IgA (mg/dL)	419	110-410
IgM (mg/dL)	222	33-190
IgE (IU/mL)	28,158	<250
CH50 (U/mL)	63	32-47
C3 (mg/dL)	144	65-135
C4 (mg/dL)	32	13-35
Anti-nuclear antibody	<×20	−
RF (IU/mL)	<10	<20
IL-6 (pg/mL)	13	<4
sIL-2R (U/mL)	1,628	220-530

2. 類縁疾患— CASE 10

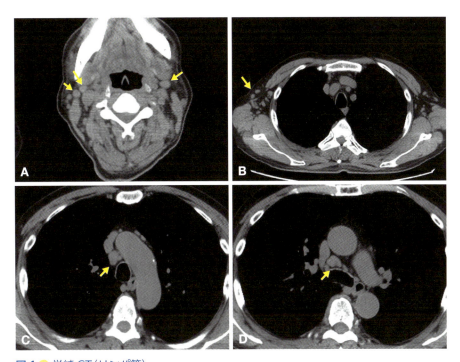

図1 ● 単純 CT（リンパ節）
A：頸部レベル，B：腋窩レベル，C，D：縦隔レベル．
両側頸部，腋窩，縦隔に複数のリンパ節腫大を認める．

　膠原病などの慢性炎症に関連した反応性リンパ節が鑑別疾患に挙げられた．さらに，IgG4 免疫染色で，IgG4 陽性形質細胞を約 200/hpf と多数認めており（図 3A，B），IgG4/IgG 比 40％以上であった．IgG4 関連疾患でも MCD に類似したリンパ節の組織変化を示すことがあり，IgG4 関連疾患との鑑別が必要と考えられた．

　腎生検では，糸球体 28 個中 1 個の糸球体に全節性硬化，8 個の糸球体に分節性硬化を認めていた．半月体や管内増殖は認めず，メサンギウム増殖もほとんど認めず，糸球体はほぼ正常であった（図 4）．PAM 染色では，spike や bubbling などの膜性腎症を示唆する所見は認めなかった．蛍光抗体法もすべて陰性で，免疫グロブリンや補体の沈着は認めなかった．コンゴレッド染色では，アミロイドは陰性であった．一方で，尿細管間質には，著明な間質性腎炎の所見を認めてい

Ⅱ. 症例編

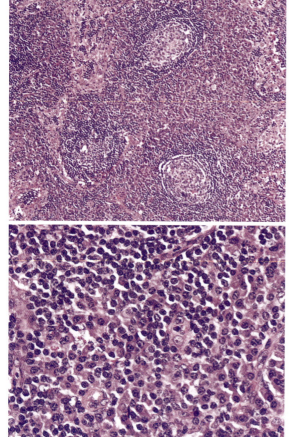

図2● 右顎下リンパ節生検
A: HE染色（×100）．
リンパ節構造は保たれている．
B: HE染色（×400）．
細胞質の豊富な形質細胞が多数浸潤している．

た（図5A）．病変分布は斑状であり，間質が正常なところと炎症細胞浸潤が著しいところの境界がはっきりしており，IgG4関連尿細管間質性腎炎（IgG4-related tubulointerstitial nephritis：IgG4-TIN）と共通する所見であった．間質の浸潤細胞は，リンパ球と形質細胞が中心で，好中球や好酸球の浸潤は認めなかった（図5B）．また，肉芽形成や血管炎の所見も認められなかった．間質の線維化は非常に軽度であり，IgG4関連疾患で見られるような花むしろ状の線維化（storiform fibrosis）は認められなかった（図6）．血管には高度の硝子化細動脈硬化が認められた．IgG4免疫染色では，IgG4陽性細胞 161/hpf，IgG4/IgG

2. 類縁疾患— CASE 10

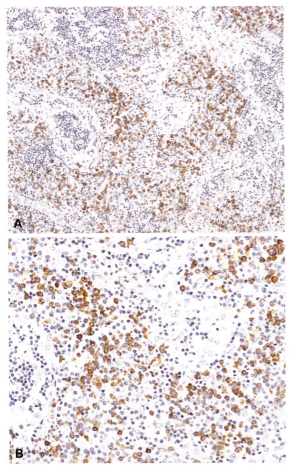

図3 ● 右顎下リンパ節生検
A: IgG4 染色(×100).
リンパ節に IgG4 陽性形質細胞の多数の浸潤を認めている.
B: IgG4 染色(×200).
IgG4 陽性形質細胞(強拡大).

比 55％と著明な IgG4 陽性形質細胞浸潤を認めていた(図7A，B).

以上の所見より，IgG4 関連疾患に類似している多中心性キャッスルマン病と診断し，PSL 35mg(0.6mg/kg/day)の投与による加療を開始した．その結果，全身倦怠感は消失し，炎症反応や腎機能，貧血，高ガンマグロブリン血症などは改善傾向となったが，CRP が 1 台で推移し，完全に陰性化しなかったため，トシリズマブを追加した．その後，CRP は陰性化したが，ステロイド減量に伴い，腎機能が再増悪したため，5 カ月後に腎臓の再生検を行った．腎病理では，IgG4 陽性形質細胞はほぼ消失していたが，まだ間質に炎症が残っており，ステ

Ⅱ. 症例編

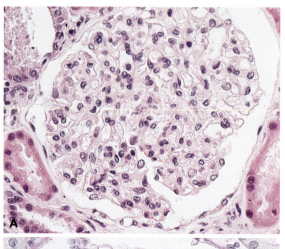
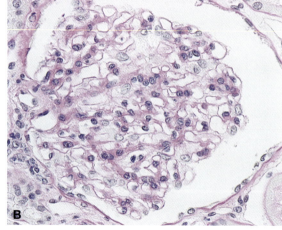

図4● 腎生検
A: HE 染色(×400).
　　ほぼ正常な糸球体.
B: PAS 染色(×400).
　　メサンギウム基質の増加
　　はほとんど認めない.

ロイドパルス療法を追加し，PSLを20mgに増量したところ改善した．以後，外来でステロイドとトシリズマブによる維持療法を行っており経過は良好である．

病理医からのコメント

　リンパ節にも腎臓にも多数のIgG4陽性形質細胞が浸潤しており，血清のIgG4濃度高値と合わせるとIgG4関連疾患と誤診されやすい．リンパ節の組織

2. 類縁疾患— CASE 10

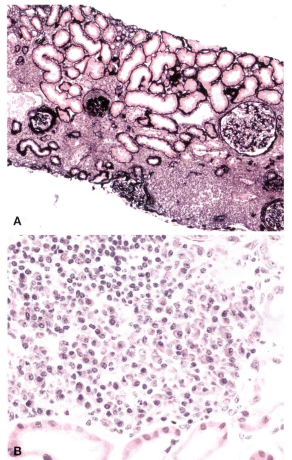

図5 腎生検
A: PAM染色(×100).
尿細管間質性腎炎の所見を認めている．病変部と非病変部の境界は明瞭
B: HE染色(×400).
浸潤細胞の多くは形質細胞とリンパ球である．

像に関しては，IgG4関連疾患でもMCDに類似した変化が見られることがあるが[1,2]，MCDに比して形質細胞以外の幼弱なリンパ球(免疫芽球や形質芽球など)がより多く見られる．本例では成熟した形質細胞がシート状に見られ，その点はMCDの方が考えやすい所見であった．また，腎生検でも，IgG4関連疾患に見られるような特徴的な線維化はなく，むしろ線維化に乏しい点が本例の特徴であった．しかし，Raissianらの報告[3]では，線維化の乏しいIgG4-TINも決して稀ではなく，線維化の有無だけでIgG4-TINとMCDの腎病変とを鑑別することは実際には不可能である．つまり，この2つの疾患の鑑別は組織像のみ

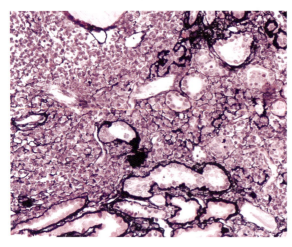

図6 ● 腎生検
PAM染色（×200）．
線維化は軽度であり花むしろ状線維化は認められない．

では判断するのが難しく，臨床所見を含めた総合的な判断を要する．つまり，IgG4-TINのリンパ節や腎臓の病理所見は類似しているという点を理解し，ステロイドに対する反応性の悪さや持続的なCRP高値など，IgG4関連疾患に合わない臨床所見にも注意して診断する必要がある．

放射線科医からのコメント

　本例は，多発リンパ節腫大を主体とした病変であった．多発リンパ節腫大を認めた場合，感染性のリンパ節腫大，関節リウマチの時にしばしば認められる反応性リンパ節腫大，悪性リンパ腫をはじめとした腫瘍性病変が鑑別に挙がる．今回の症例では，いずれもサイズは大きくなかったが，短径10mmを超える病変や球形に近いリンパ節があり，FDG-PETで集積が認められ，リンパ節生検が施行された．IgG4関連疾患でもリンパ節腫大が認められるが，本例のようにリンパ節にしか病変がない症例は稀であり，類縁疾患や悪性リンパ腫などを含めた他疾患との鑑別を慎重に行うべきである．またIgG4関連疾患で好発する臓器病変が見られない場合や血清CRP高値などを見た際にはIgG4関連疾患を鑑別の上位から外す必要がある．

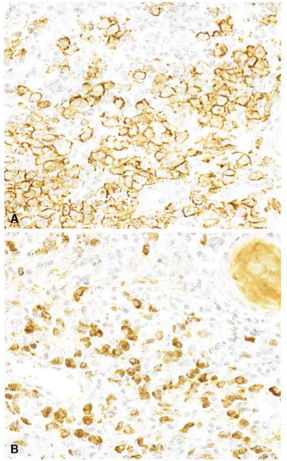

図7● 腎生検
A: CD138染色(×400).
　間質に多数の形質細胞浸潤を認める.
B: IgG4染色(×400).
　形質細胞の多くはIgG4陽性である.

内科医からのコメント

　本例は原因不明の高ガンマグロブリン血症の精査中に高IgG4血症が明らかとなり，IgG4関連疾患が疑われた症例である．高ガンマグロブリン血症もしくは高IgG血症は，IgG4関連疾患の最も特徴的な臨床所見の1つであり，しばしばIgG4関連疾患診断の糸口となる．しかしながら，一方で，多中心性キャッスルマン病やeosinophilic granulomatosis with polyangiitis(EGPA)，granulomatosis with polyangiitis(GPA)などのanti-neutrophil cytoplasmic antibody(ANCA)関連血管炎，一部の関節リウマチでも血清 IgG4 は高値となる[4]．したがって，IgG4 関連疾患の診断にあたって血清 IgG4 高値の特異度は低く，このことは十分に認識しておく必要がある．

● 文献 ●

1) Sato Y, Kojima M, Takata K, et al. Systemic IgG4-related lymphadenopathy: a clinical and pathologic comparison to multicentric Castleman's disease. Mod Pathol. 2009; 22: 589-99.
2) Sato Y, Kojima M, Takata K, et al. Multicentric Castleman's disease with abundant IgG4-positive cells: a clinical and pathological analysis of six cases. J Clin Pathol. 2010; 63: 1084-9.
3) Raissian Y, Nasr SH, Larsen CP, et al. Diagnosis of IgG4-related tubulointerstitial nephritis. J Am Soc Nephrol. 2011; 22: 1343-52.
4) Yamamoto M, Tabeya T, Naishiro Y, et al. Value of serum IgG4 in the diagnosis of IgG4-related disease and in differentiation from rheumatic diseases and other diseases. Mod Rheumatol. 2012; 22: 419-25.

〈川野充弘，全　陽，井上　大，吉田耕太郎〉

CASE 11

腎盂病変や腎周囲の後腹膜病変，腎実質病変を伴った多中心性キャッスルマン病の1例

> **Point**
> - キャッスルマン病では腎実質のみならず腎盂や腎被膜に病変をきたすことがある．
> - 腎では，時に腎被膜をこえて病変が進展し，IgG4関連尿細管間質性腎炎ときわめて類似した病理所見を呈することがある．

症例　53歳 女性

▶ **病歴**

　53歳女性が腎機能低下の精査のために入院した．入院の6年前に検診で両側頸部リンパ節腫脹を指摘された．FDG-PET検査では，左上腕内側，両側頸部，鎖骨窩，腋窩にFDG集積を伴うリンパ節を多数認めた．左頸部リンパ節生検では，濾胞間に非常に多くの形質細胞の増生を認め（図1A），リンパ濾胞は全体に萎縮しており（図1B），免疫グロブリン軽鎖の偏りは認められなかった．濾胞内や濾胞間には多くはないが硝子化した血管も認められた．以上の所見より，plasma cell typeのキャッスルマン病と診断された．しかしながら，リンパ節内に多くはないがIgG4陽性の形質細胞が散見され（図2），IgG4関連疾患も鑑別すべき疾患に挙げられた．発熱や食欲低下などの自覚症状は認めなかったため無治療で経過観察されていた．入院の4年前から蛋白尿が出現．徐々に腎機能低下が顕在化したため，腎生検にて精査予定となった．タバコ10本×35年．

▶ **身体所見**

　軽度の貧血を認め，左頸部に1cm大のリンパ節を2個触知していた．胸腹部には異常を認めず，浮腫も認めなかった．

　検査所見では，赤沈の亢進，CRP高値，Cr 1.05mg/dL，TP 12.3g/dL，IgG 8,224mg/dL，IgG4 625mg/dL，補体正常（CH50 60IU/mL，C3 96mg/dL，C4 14mg/dL），RF弱陽性，ANA陰性であった．血清IL-6濃度は15.9

Ⅱ．症例編

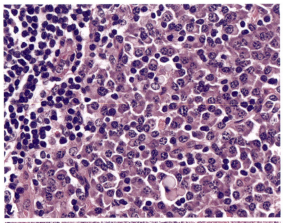

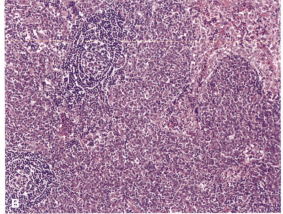

図 1 ● 頸部リンパ節生検
A：HE 染色（×400）．
　濾胞間に非常に多くの形質細胞の増生を認める．
B：HE 染色（×100）．
　リンパ濾胞は全体に萎縮している．

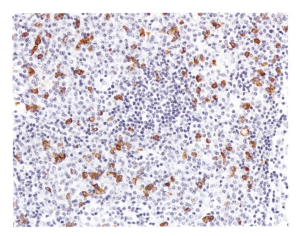

図 2 ● 頸部リンパ節生検
IgG4 染色（×400）．
IgG4 陽性の形質細胞が散見される（頸部リンパ節）．

表1 ● 入院時の検査データ

	Value	Normal range
Urinalysis		
Protein	2+	—
Occult blood	2+	—
Sugar	—	—
G. cast	—	—
Blood count		
White blood cells (/μL)	8,740	3,300-8,800
Eo (%)	0.3	0-6
RBC (/μL)	317	430-550
Hb (g/dL)	7.6	13.5-17.0
Plt (/μL)	24.5	13.0-35.0
ESR (mm/hr)	115	
Serum chemistry		
BUN (mg/dL)	13	8-22
Cr (mg/dL)	1.05	0.60-1.00
eGFR (mL/min/1.73m^2)	43.5	
UA (mg/dL)	5.2	3.6-7.0
Na (mEq/L)	137	135-149
K (mEq/L)	3.4	3.5-4.9
Cl (mEq/L)	105	96-108
ALP (IU/L)	354	115-359
γGTP (IU/L)	40	10-47
AST (IU/L)	14	13-33
ALT (IU/L)	3	8-42
LDH (IU/L)	116	119-229
Amy (IU/L)	72	4-113
TP (g/dL)	12.3	6.7-8.3
Alb (g/dL)	3.1	4.0-5.0
Immunological findings		
CRP (mg/dL)	5.4	0.0-0.3
IgG (mg/dL)	8,224	870-1,700
IgG4 (mg/dL)	625	<135
IgA (mg/dL)	949	110-410
IgM (mg/dL)	300	33-190
IgE (IU/mL)	38	<250
CH50 (U/mL)	60	32-47
C3 (mg/dL)	96	65-135
C4 (mg/dL)	14	13-35
Anti-nuclear antibody	×40 (H)	—
RF (IU/mL)	34	<20
IL-6 (pg/mL)	15.9	<4
sIL-2R (U/mL)	3,212	220-530

Ⅱ．症例編

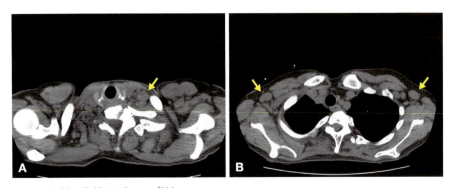

図3● 頸部～胸部 CT（リンパ節）
左鎖骨上窩，両側腋窩リンパ節腫大を認める（→）（A，B）．

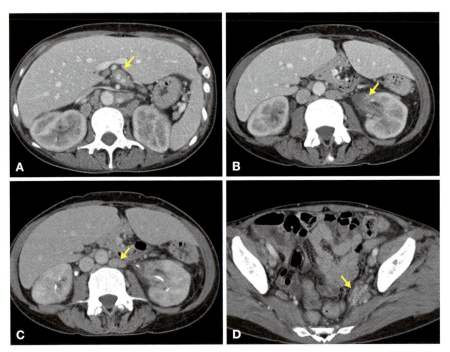

図4● 腹部～骨盤造影 CT（後腹膜病変と腎病変）
腹腔動脈周囲に全周性の軟部濃度陰影を認める（→）（A）．両側腎盂から上部尿管の壁肥厚と造影効果，周囲軟部濃度陰影を認める（→）（B）．両腎実質は不均一に造影されている．大動脈周囲リンパ節腫大が目立つ（→）．尿管拡張はなく，造影剤は遅滞なく，尿管内に排泄されている（C）．骨盤内の後腹膜腔にも軟部影が認められている（→）（D）．

pg/mL(正常値＜4pg/mL)と軽度に高値であった(表1).

　造影CTでは，両側深頸部，腋窩や鎖骨上窩リンパ節腫大(図3)を認め，これらは6年前から変化は認めていなかった．腹部〜骨盤部では腹腔動脈周囲に造影効果を有する軟部陰影の取り巻きを認め，腹部大動脈周囲から両側腸骨領域・横隔膜脚後部のリンパ節に腫大を認めた(図4)．両側腎は腫大しており，造影で腎実質は不均一な増強効果を認めた．両側腎盂〜上部尿路の壁肥厚と周囲軟部濃度陰影を認めたが，尿管閉塞所見は乏しく，水腎症は認めなかった．FDG-PET検査では，腎盂にはFDG集積は認めず，両腎実質のFDG分布がびまん性に亢進している所見のみであった．その他は，全身のリンパ節への集積亢進の所見のみで肺や涙腺，唾液腺，膵臓への集積は認めなかった．

　腎生検では，糸球体23個中8個の糸球体に全節性硬化性病変を認め，残りの糸球体はメサンギウム細胞増殖(図5)を認めていた．一部の糸球体ではメサンギウム融解を認めていた．蛍光抗体法では糸球体が含まれておらず，糸球体への免疫グロブリンや補体の沈着は明らかではなかった．一方，間質は広範囲にリンパ球形質細胞浸潤を認め(図6A)，正常な部位との境界は比較的明瞭であった(図6B)．一部は腎被膜をこえており(図7)，腎髄質に及んでいるところもあった．好酸球浸潤や線維化はほとんど認めなかった(図8)．肉芽も認めなかった．浸潤形質細胞の多くはIgG4陽性細胞であった(図9)．血管炎の所見は認めず，動脈

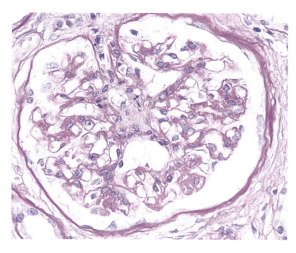

図5 ● 腎生検
PAM染色(×400).
メサンギウム細胞増殖を認める.

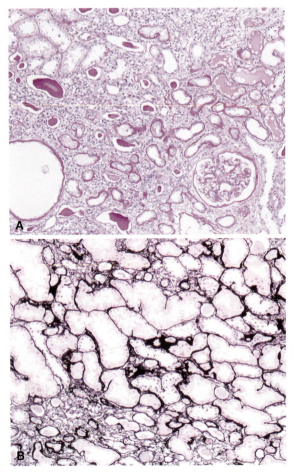

図6 ● 腎生検
A: PAS染色(×100).
間質には広範囲にリンパ球形質細胞浸潤を認める.
B: PAM染色(×100).
病変部と正常な部位の境界は比較的明瞭である.

硬化による細動脈の硝子化所見のみであった．コンゴレッド染色は陰性でアミロイドーシスの合併は認めなかった．PSL 25mg にて治療を開始し，3カ月後にトシリズマブを追加したところ，トシリズマブ開始後2カ月でCRPは陰性化し，腎機能は改善し検尿異常はほぼ消失した．

2. 類縁疾患― CASE 11

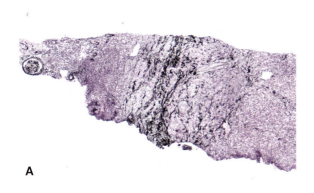

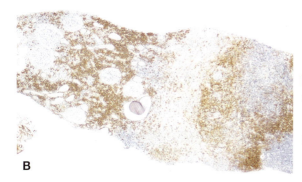

図7 ● 腎生検
A: PAM染色(×40).
炎症の一部は腎被膜をこえて広がっている.
B: CD138染色(×100).
腎被膜の内外に多数の形質細胞浸潤を認める.

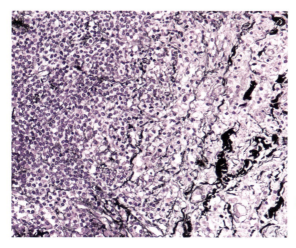

図8 ● 腎生検
PAM染色(×100).
線維化はほとんど認めない.

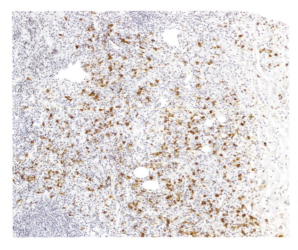

図9 腎生検
IgG4染色(×200).
浸潤細胞の多くはIgG4陽性
である.

病理医からのコメント

　本例は，発症当時，腎病変は明らかではなく，リンパ節の病理所見からは，plasma cell typeのキャッスルマン病やidiopathic plasmacytic lymphadenopathy with polyclonal hypergammaglobulinemia(IPL)が疑われていた症例である．さらに，リンパ節のIgG4染色の結果より，IgG4関連疾患も鑑別すべき疾患に挙げられた．しかし，発症時からしばらくの臨床経過では，リンパ節以外の臓器病変は認められず，CRPは経過を通じて4mg/dL以上と持続陽性であり，多中心性キャッスルマン病に矛盾しない症例であった．その後，画像所見でIgG4関連腎臓病にきわめて類似した所見が出現し，腎臓の病理所見でも多数のIgG4陽性形質細胞浸潤を伴った間質性腎炎が認められた[1,2]．キャッスルマン病の腎病変では，腎アミロイドーシスやメサンギウム増殖性腎炎，血栓性微小血管症(thrombotic microangiopathy：TMA)などの糸球体病変がよく知られているが[3-6]，尿細管間質性腎炎の報告もある[1,2]．このように，MCDは，画像所見からも病理所見からもIgG4関連疾患にきわめて類似の所見を呈することがある．

放射線科医からのコメント

　本例は，当初は多発リンパ節腫大を認め多中心性キャッスルマン病として矛盾しない像であった．ただし，経過で出現した，腹部血管分枝周囲の陰影，両側尿管周囲病変，腎病変はIgG4関連疾患にきわめて類似の所見であった．多中心性キャッスルマン病は，肺，リンパ節以外の病変の画像所見は頻度も低いこともあり，ほとんど知られていないが，今回の症例を通じて画像上はIgG4関連疾患との鑑別疾患として非常に重要であることが認識された．現時点では本症に見られたような動脈周囲，腎盂，後腹膜病変はそれぞれIgG4関連疾患と画像のみで鑑別することは困難であると思われる[1]．リンパ節病変や高CRPといった臨床情報を必ず確認することが重要であるとともに，今後は，多中心性キャッスルマン病におけるリンパ節外病変の画像所見を多数の症例で検討することにより，節外病変の画像的特徴を明らかにしていく必要がある．

内科医からのコメント

　本例は，臨床および組織所見より，もともと多中心性キャッスルマン病と診断されていた症例に画像的特徴をもつ腎実質病変や腎盂病変が出現してきたため，あらためてIgG4関連疾患との異同が問題となった症例である．本例を通じて，リンパ節にしか臓器病変のないIgG4関連疾患が疑われた場合，むしろIgG4関連疾患以外の類縁疾患を積極的に疑い精査する必要があるものと考えられた．

● 文献 ●

1) Zoshima T, Yamada K, Hara S, et al. Multicentric Castleman Disease With Tubulointerstitial Nephritis Mimicking IgG4-related Disease: Two Case Reports. Am J Surg Pathol. 2016; 40: 495-501.
2) Zoshima T, Kawano M, Hara S, et al. Differential diagnosis(2): Castleman disease. In: Saito T, et al, editors. IgG4-related kidney disease. Berlin: Springer; 2016. p.261-70.
3) Xu D, Lv J, Dong Y, et al. Renal involvement in a large cohort of Chinese patients with Castleman disease. Nephrol Dial Transplant. 2012; 27 Suppl 3: iii119-25.
4) El Karoui K, Vuiblet V, Dion D, et al. Renal involvement in Castleman dis-

ease. Nephrol Dial Transplant. 2011; 26: 599-609.
5) Sui Y, Zhao D. Report of six kidney disease-associated Castleman's disease cases. Clin Nephrol. 2015; 84: 344-52.
6) Yuan XG, Hu W, Chen FF, et al. Renal complications of Castleman's disease: report of two cases and analysis of 75 cases. Clin Exp Nephrol. 2011; 15: 921-6.

〈川野充弘, 全　陽, 井上　大, 吉田耕太郎〉

CASE 12

多クローン性高ガンマグロブリン血症を伴う特発性形質細胞性リンパ節症(IPL)の1例

Point
- Idiopathic plasmacytic lymphadenopathy with polyclonal hyper-gamma-globulinemia(IPL)と診断されている症例の中に IgG4 関連疾患ときわめて鑑別が困難な症例が存在する．
- 肺，腎臓，リンパ節，皮膚に限局した IgG4 関連疾患疑いの症例では，IPL も鑑別として考慮すべきである．

症例　67歳 女性

▶病歴

　67歳女性が呼吸不全の精査のため当院に転院した．入院の12年前に呼吸器内科に入院し原因不明の形質細胞症と診断された(皮膚生検，外科的肺生検施行)．PSL 30mg にて治療を開始されたが効果ははっきりせず，ステロイドの投与は中止された．入院の10年前に形質細胞増多による症候性貧血と鉄欠乏性貧血と診断された．入院8年前に貧血が増悪し入院．多クローン性高ガンマグロブリン血症を伴う特発性形質細胞性リンパ節症(idiopathic plasmacytic lymphadenopathy with polyclonal hypergammaglobulinemia: IPL)と自己免疫性溶血性貧血と診断され血液内科に通院していた．入院2年前に脳梗塞を発症し抗血小板薬の投与が開始された．入院1年前に気管支拡張症による喀血をきたし抗血小板薬を中止．このころより労作性呼吸困難を認めるようになった．入院の5カ月前より労作性呼吸困難が増悪し入院．多発肺血栓塞栓症，肺高血圧症と診断された．

▶身体所見

　入院時，貧血と体幹部の紅斑，左腋窩のリンパ節腫大を認めていた．顎下腺や耳下腺の腫大は認めず，そのほかの表在リンパ節にも腫大は認めなかった．胸部ではⅡ音の相対的な亢進を認めていた．腹部には特に異常は認めなかった．

Ⅱ．症例編

表1 ● 入院時の検査データ

	Value	Normal range
Urinalysis		
Protein	−	−
Occult blood	2+	−
Sugar	−	−
G. cast	−	−
Blood count		
White blood cells (/μL)	8,110	3,300-8,800
Eo (%)	1.1	0-6
RBC (/μL)	274	430-550
Hb (g/dL)	7.8	13.5-17.0
Plt (/μL)	20.4	13.0-35.0
ESR (mm/hr)	144	
Serum chemistry		
BUN (mg/dL)	29	8-22
Cr (mg/dL)	1.01	0.60-1.00
eGFR (mL/min/1.73m^2)	42.4	
UA (mg/dL)	5.3	3.6-7.0
Na (mEq/L)	138	135-149
K (mEq/L)	4.8	3.5-4.9
Cl (mEq/L)	103	96-108
ALP (IU/L)	175	115-359
γGTP (IU/L)	10	10-47
AST (IU/L)	10	13-33
ALT (IU/L)	7	8-42
LDH (IU/L)	156	119-229
Amy (IU/L)	128	4-113
TP (g/dL)	10.2	6.7-8.3
Alb (g/dL)	3.1	4.0-5.0
Immunological findings		
CRP (mg/dL)	5.1	0.0-0.3
IgG (mg/dL)	5,669	870-1,700
IgG4 (mg/dL)	738	<135
IgA (mg/dL)	777	110-410
IgM (mg/dL)	369	33-190
IgE (IU/mL)	1,631	<250
CH50 (U/mL)	39	32-47
C3 (mg/dL)	106	65-135
C4 (mg/dL)	17	13-35
Anti-nuclear antibody	×40 (H,Sp)	−
RF (IU/mL)	<9	<20
sIL-2R (U/mL)	894	220-530

2. 類縁疾患― CASE 12

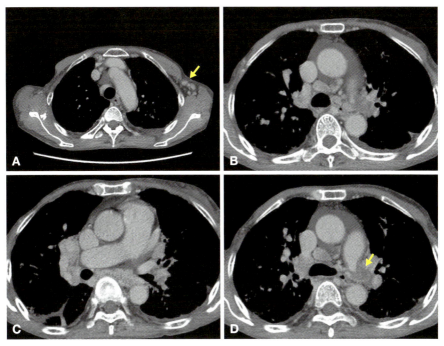

図1 ● 胸部CT(縦隔条件)
左腋窩リンパ節腫大を認める(→)(A). 両肺門, 縦隔に多発するリンパ節腫大を認める(B, C). 左肺動脈本幹レベルでは肺動脈狭窄があり, 血栓形成が疑われる(→)(D).

　検査所見では, 赤沈の亢進, CRP高値, Cr 1.01mg/dL, TP 10.2g/dL, IgG 5,669 mg/dL, IgG4 738 mg/dL, 補体正常(CH50 39 IU/mL, C3 106 mg/dL, C4 17 mg/dL), RF陰性, ANA陰性であった(表1).
　CT所見では, 両側の頸部・鎖骨上窩に1cm大程度までのリンパ節が散在しており, 左腋窩・縦隔および肺門リンパ節には病的腫大が認められた(図1). 肺野では両葉上葉優位に小葉間隔壁の肥厚と小葉単位のすりガラス影の多発を認めた. 限局性の斑状影や気管支拡張を伴う板状影や無気肺も認めた(図2). 左肺動脈は本幹でリンパ節あるいは軟部影により狭小化しており, 肺血流スキャンでも低下が見られた(図1). その他, 脾臓に限局性の梗塞を疑う血流低下域を認めた. 腎においても平衡相にて実質の造影効果が低下する領域の多発を認めた(図3). 涙腺・唾液腺の腫大や膵腫大は, CTでは認められなかった. 肺, リンパ節, 腎

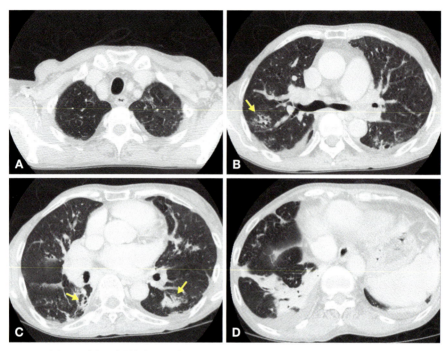

図2 胸部CT（肺野条件）（肺病変）
左上葉に軽度の小葉間隔壁肥厚とすりガラス影を認める(A)．両肺には内部に気管支透亮像を伴う斑状影の多発を認める(→)(B, C)．右下葉には大きな板状影/浸潤影を認め，含気低下を伴っている(D)．

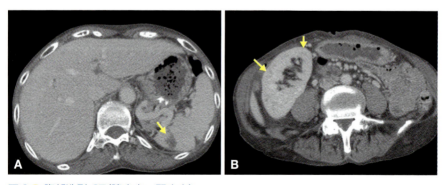

図3 腹部造影CT（脾病変，腎病変）
脾臓背側よりに限局性の血流低下域あり(→)(A)．右腎に境界不明瞭な低吸収域が散在している(→)(B)．同様の所見は対側腎にも認められた．

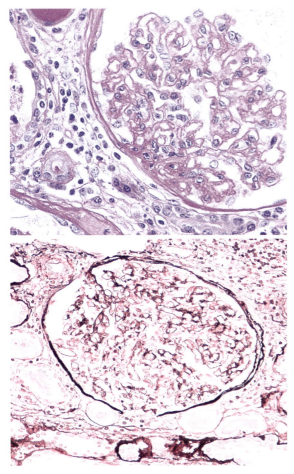

図 4 ● 腎生検
A: PAS 染色（×400）．
　メサンギウム増殖性変化は認めない．
B: PAM 染色（×200）．
　糸球体はほぼ正常で軽度の虚血性変化のみ．

臓を病変とする IgG4 関連疾患が疑われ，リンパ節・腎生検を行った．

　腎生検では，10 個中 3 個の糸球体に硬化性病変を認め，残りの糸球体はメサンギウム増殖所見は認めず軽度の虚血性変化のみであった（図 4A，B）．一方，間質は 70％程度にリンパ球形質細胞浸潤と尿細管萎縮を認め（図 5A，B），浸潤形質細胞の一部は IgG4 陽性細胞であったが IgG4/IgG 比は 40％以下であった（図 6A，B）．好酸球浸潤や線維化はほとんど認めなかった．肉芽も認めなかった．

　左腋窩リンパ節生検では，傍皮質領域に形質細胞の集簇巣が多発しており（図

II. 症例編

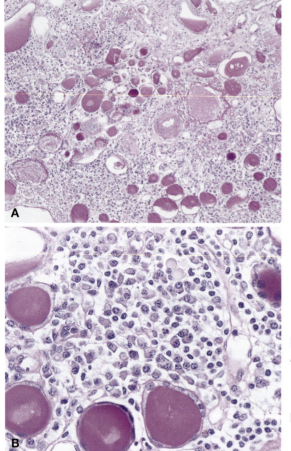

図5 ● 腎生検
A： PAS染色（×100）．
  間質に高度のリンパ球形質細胞浸潤と尿細管萎縮を認める．
B： PAM染色（×400）．
  間質に多数の形質細胞浸潤を認める．

7A），濾胞は過形成のものから萎縮性のものまで散在していた（図7B）．Plasma cell typeのキャッスルマン病が鑑別に挙がる組織像であったが，形質細胞の大半がIgG4陽性であった（図8A，B）．

1998年の肺生検の再検では，高度の形質細胞・リンパ球浸潤が結節状に認められ（図9A），濾胞形成も伴っており（図9B），周辺では気管支・血管束に沿って広がっていた．病変内には硝子様線維化と一部に閉塞性静脈炎を認め，IgG4陽性形質細胞は，多いところで323/hpfであったがIgG4/IgG比は15.5%であった（図10A，B）．

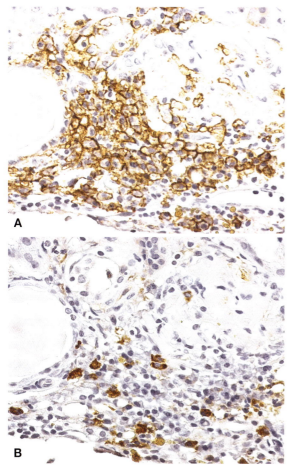

図6 ● 腎生検
A: CD138 染色(×400).
B: IgG4 染色(×400).
　 IgG4 陽性細胞は IgG 陽性細胞の 40%以下.

　PSL 40mg にて治療を開始したところ著効し，CT 上，両側のすりガラス影の消退と A-aDO$_2$ の改善を認めた．さらにリンパ節病変も改善した．しかし，PSL 13mg で維持療法を行っていたところ，CRP は正常化せず，治療抵抗性の貧血も持続した．血清中の IL-6 を測定の上(4 pg/mL とほぼ正常であり長期のステロイド治療の影響と考えられた)，キャッスルマン病としてトシリズマブで治療を開始したところ，CRP は陰性化し，貧血と全身状態の改善を見た(トシリズマブ開始前の CRP 2.4 mg/dL，IgG 3,417 mg/dL，IgA 661 mg/dL，IgM 315 mg/dL，IgE 787 IU/mL，IgG4 261 mg/dL)．

Ⅱ. 症例編

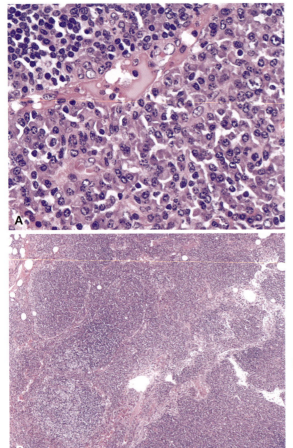

図7● 左腋窩リンパ節生検
A: HE 染色(×400).
傍皮質領域に形質細胞が集簇している.
B: HE 染色(×100).
濾胞は過形成から萎縮しているものまでが散在.

病理医からのコメント

　本例では，肺，腎臓，リンパ節，皮膚と，生検された組織すべてに IgG4 陽性形質細胞浸潤が認められ，IgG4 関連疾患との鑑別が非常に難しい症例であった．IPL は，Mori らによって提唱された疾患で，多中心性キャッスルマン病(multicenteric Castleman disease：MCD)と病理所見でも臨床所見でも共通するところが多いが，いくつかの相違点が指摘されている[1,2]．MCD では硝子化を伴った小血管が胚中心を貫通し増生しているのが特徴であるが，IPL ではこの所見は

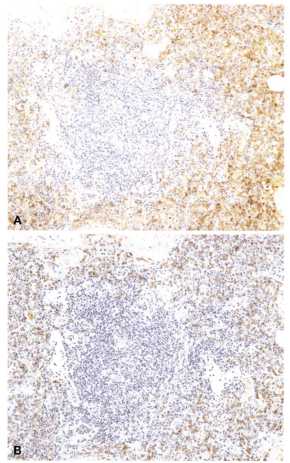

図 8 左腋窩リンパ節生検
A: IgG 染色(×100).
B: IgG4 染色(×100).
　形質細胞の大半が IgG4 陽性である.

認められないとされている.また,MCD では,リンパ濾胞の樹状細胞ネットワークの異常が認められるが,IPL では正常である点が異なるとされている[1,2].また,MCD ではリンパ濾胞が萎縮していることが多いが,IPL では過形成のリンパ濾胞を認める.本例では,リンパ節の組織所見のみからは,IPL と MCD との鑑別が困難な症例であったが,IPL は MCD に比して予後が良好と言われており,本例のステロイド抵抗性の経過を考えると MCD に近い病態ではないかと考えられた.

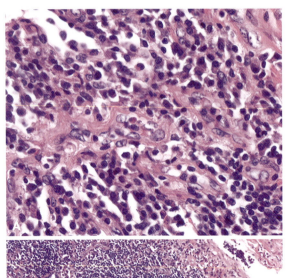
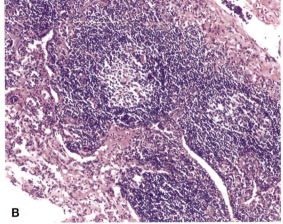

図9 ● 肺生検
A: HE染色(×400).
　高度のリンパ球形質細胞浸潤が認められる.
B: HE染色(×100).
　濾胞形成を伴っている.

放射線科医からのコメント

　本例は，多発するリンパ節腫大，肺病変，脾臓，腎臓に病変を認めた．肺野では浸潤影や斑状影，器質化肺炎様の所見を認め，無気肺も伴った．左上葉ではわずかにすりガラス影と小葉間隔壁肥厚を認めた．肺動脈血栓を疑う所見を認めたことから，これに付随した陰影および器質化肺炎の可能性が考えられた．IgG4関連疾患では広義間質病変が主体となり本症例とは画像所見が大きく異なる[3]．
　リンパ節腫大は悪性リンパ腫などリンパ増殖性疾患，悪性腫瘍の転移が鑑別に挙

2. 類縁疾患— CASE 12

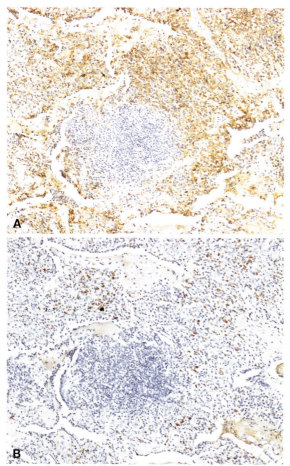

図10 ● 肺生検
A： IgG 染色（×400）．
B： IgG4 染色（×400）．
IgG4 陽性形質細胞は認めるが IgG4/IgG 比は 40％以下である．

がる像である．脾臓と腎臓の血流低下域に関しては非特異的な所見であり，血栓症あるいは腎であれば一過性の炎症などをまずは考える像であった．腎臓の病変は IgG4 関連疾患と類似する所見であるが，他部位の所見を併せて画像所見上，IgG4 関連疾患はまず否定的である．こういった症例においては画像診断の段階で IgG4 関連疾患を否定すること（血清 IgG4 値に引っ張られてむやみに鑑別に挙げないこと）も重要な画像診断の役割であることを再認識させられた症例であった．同時に多クローン性高ガンマグロブリン血症や CRP 高値といった臨床情報から，MCD/IPL も鑑別に挙げるべきであったと反省させられた症例である．

Ⅱ. 症例編

内科医からのコメント

　IPLは，以前より多中心性キャッスルマン病との異同が問題とされてきたが，ステロイドに対する反応性が良好である点が異なるとされている．病変の中心はリンパ節であるが，本例のように肺や皮膚，腎臓をおかすことがあり，多臓器病変が特徴であるIgG4関連疾患と類似の臨床像を呈しうる[4,5]．IPLはMCDとの異同が問題となる．Frizzeraのように両者は同一疾患であるとする意見もあるが，KojimaらはIPLはMCDに比して明らかに予後が良好であり異なる疾患であると報告している．

　IPLの診断に関しては，Kojimaらは，16例のIPL症例の報告の中で，①著明な多クローン性高ガンマグロブリン血症，②M蛋白を認めないこと，③多発性リンパ節腫脹，④明らかな自己免疫疾患のないこと，の4項目を挙げている[2]．IPLと鑑別すべき疾患としてCrow-Fukase症候群(別名POEMS症候群)があり，M蛋白の有無は重要である．IPLは，ステロイドに対する反応が良好な疾患と認識されていたが，本例のようにステロイドには十分に反応せず，IL-6を阻害するトシリズマブが著効することもある．ステロイド抵抗性IgG4関連疾患と診断されている症例の中には，本例のような症例が含まれている可能性があり注意が必要である．

● 文献 ●

1) Kojima M, Nakamura N, Tsukamoto N, et al. Clinical implications of idiopathic multicentric castleman disease among Japanese: a report of 28 cases. Int J Surg Pathol. 2008; 16: 391-8.
2) Kojima M, Nakamura S, Shimizu K, et al. Clinical implication of idiopathic plasmacytic lymphadenopathy with polyclonal hypergammaglobulinemia: a report of 16 cases. Int J Surg Pathol. 2004; 12: 25-30.
3) Inoue D, Zen Y, Abo H, et al. Immunoglobulin G4-related lung disease: CT findings with pathologic correlations. Radiology. 2009; 251: 260-70.
4) Kurosawa S, Akiyama N, Ohwada A, et al. Idiopathic plasmacytic lymphadenopathy with polyclonal hypergammaglobulinemia accompanied with cutaneous involvement and renal dysfunction. Jpn J Clin Oncol. 2009; 39: 682-5.
5) Kojima M, Nakamura N, Otuski Y, et al. Pulmonary lesion of idiopathic

plasmacytic lymphadenopathy with polyclonal hyperimmunoglobulinemia appears to be a cause of lymphoplasmacytic proliferation of the lung: a report of five cases. Pathol Res Pract. 2008; 204: 185-90.

〈川野充弘,全　陽,井上　大,吉田耕太郎〉

CASE 13

間歇熱と体重減少，全身倦怠感にて発症し後腹膜線維症による水腎症を併発した多中心性キャッスルマン病の1例

Point
- IgG4関連疾患が発熱で発症することはきわめて稀であり，発熱を伴った高IgG4血症患者を診た場合，他の疾患との鑑別を慎重に行う．
- 多中心性キャッスルマン病で後腹膜線維症や水腎症をきたすことは非常に稀ではあるが，本例のような症例もあり注意が必要である．

症例　61歳 女性

▶ 病歴

　61歳女性が持続的なCRP高値，発熱，全身倦怠感，食思不振，高ガンマグロブリン血症より膠原病が疑われ当院に入院した．入院の約6カ月前より食思不振と3カ月で3kgの体重減少を認めた．入院の4カ月前に受けた健康診断では，軽度の貧血(Hb 10.7)のみを指摘された．入院の2カ月前より38℃台の発熱と盗汗を認めるようになり，近医を受診．何らかの感染症が疑われ抗菌薬による加療を受けたが効果なく，ステロイド(デキサメタゾン)を投与され一時的に解熱した．しかし，ステロイドの減量・中止に伴って発熱(朝は37℃前後で夜間にかけて39℃近くまで)，倦怠感，食思不振が再燃し，IgG 5,018mg/dL，IgA 919mg/dLとガンマグロブリンの異常高値を認めたため，膠原病の疑いで当院を紹介された．

▶ 身体所見

　貧血あり，涙腺腫大なし，顎下腺腫大なし．表在リンパ節は左腋窩に径1cm程度の可動性良好なリンパ節を触知するのみで，その他の表在リンパ節は鼠径部を含めて触知しない．胸部異常なし，腹部は肝臓を肋弓下に一横指触知，肝臓の叩打痛なし．皮疹なし．神経学的異常なし．

　検査所見(表1)では，検尿検査にて軽度の蛋白尿と血尿を認めていた．小球性

表 1 ● 入院時の検査データ

	Value	Normal range
Urinalysis		
Protein	1+	─
Occult blood	1+	─
Sugar	─	─
G. cast	1+	─
u-prot. (mg/gCr)	760	
Urinary beta 2 microglobulin (ng/mL)	18,358	
Urinary N-acetyl-beta-D-glucosamidase (IU/L)	52.4	
Blood count		
White blood cells (/μL)	5,420	3,300-8,800
Eo (%)	0.9	0-6
RBC (/μL)	344	430-550
Hb (g/dL)	8.5	13.5-17.0
Plt (/μL)	41.2	13.0-35.0
ESR (mm/hr)	97	
Serum chemistry		
BUN (mg/dL)	14	8-22
Cr (mg/dL)	0.67	0.60-1.00
eGFR (mL/min/1.73m^2)	68.3	
UA (mg/dL)	3.3	3.6-7.0
Na (mEq/L)	135	135-149
K (mEq/L)	4.3	3.5-4.9
Cl (mEq/L)	100	96-108
ALP (IU/L)	1,240	115-359
γGTP (IU/L)	165	10-47
AST (IU/L)	26	13-33
ALT (IU/L)	43	8-42
LDH (IU/L)	105	119-229
Amy (IU/L)	78	4-113
TP (g/dL)	9.6	6.7-8.3
Alb (g/dL)	2.4	4.0-5.0
Immunological findings		
CRP (mg/dL)	16.9	0.0-0.3
IgG (mg/dL)	4,807	870-1,700
IgG4 (mg/dL)	235	<135
IgA (mg/dL)	258	110-410
IgM (mg/dL)	726	33-190
IgE (IU/mL)	204	<250
CH50 (U/mL)	54	32-47
C3 (mg/dL)	152	65-135
C4 (mg/dL)	15	13-35
Anti-nuclear antibody	×40 (H)	─
MPO-ANCA (EU)	<10	<10
PR3-ANCA (EU)	<10	<10
HBsAg	2.6	<1.0
IL-6 (pg/mL)	113	<4
sIL-2R (U/mL)	2,834	220-530

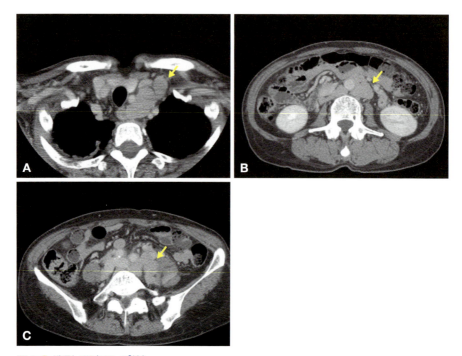

図1 ● 造影CT（リンパ節）
左鎖骨上窩，上縦隔，傍大動脈，骨盤内に多発するリンパ節腫大を認める（→）（A〜C）．

低色素性貧血とCRP 16.9mg/dLと高度の炎症反応を認め，腎機能は正常であったが，ALP 1,240IU/L，γGTP 165IU/Lと胆道系優位の肝機能障害を認めていた．IgG 4,807と高IgG血症を認めていたがIgGはポリクローナルであり，IgMκのM蛋白とクリオグロブリンが陽性であった．低補体血症は認めず，抗核抗体は陰性で，抗好中球細胞質抗体（ANCA）も陰性であった．HBsAgは陽性であったが，母親が慢性B型肝炎であり，母子感染によるものと考えられた．抗HIV抗体や抗HHV-8抗体は陰性であった．血清IL-6濃度が113pg/mL（正常値＜4pg/mL）と著明に高値であった．

外来で施行された造影CTでは，左鎖骨上窩から縦隔上部のリンパ節の腫大，腎動脈分岐部レベルの大動脈周囲から総腸骨動脈，さらに内腸骨動脈領域にかけてのリンパ節腫大（図1）を認め悪性リンパ腫が疑われた．また，肝内脈管周囲の早期濃染像を認め，これも悪性リンパ腫の浸潤を疑わせる所見であった．腹部で

2. 類縁疾患— CASE 13

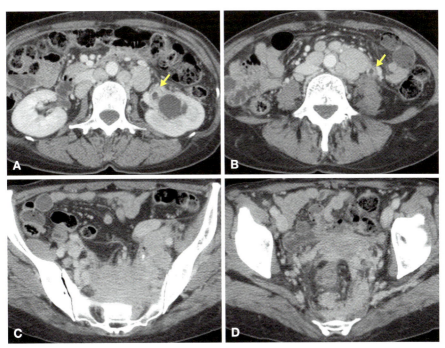

図2 ● 腹部〜骨盤造影CT(後腹膜線維症)
左尿管壁肥厚と濃染を認め，左水腎症を伴っている(→)(A)．左尿管壁肥厚は頭尾方向に長く連続している(→)(B)．骨盤内では仙骨前面から直腸背側にべったりと広がる軟部影を認める(C, D)．

は，仙骨前面に不整な軟部影が広がり(図2C, D)，仙骨孔にも進展しており，尿管から腎盂周囲にも軟部影が見られ(右<左)，左は水腎症の状態であった(図2A, B)．胸部では，大動脈弓部を取り囲む軟部影があり，肺では，結節影，気管支拡張と粘液栓を認め，悪性リンパ腫が疑われたため精査加療目的で入院した．

入院後の腹部エコーでは，造影CTで指摘された肝臓の病変ははっきりしなかった．FDG-PETを施行したところ，左鎖骨上，上縦隔，左腋窩，腹部大動脈周囲-総腸骨-内腸骨領域にFDG異常集積を伴う多数のリンパ節を認めリンパ腫が疑われる所見であった．さらに，仙骨の前面にFDG異常集積を伴う不整な軟部影を認め，一部は仙骨にも及んでいた．積極的に肝臓への浸潤を疑う集積は認めなかった．以上の所見より，悪性リンパ腫の診断のため，左鎖骨上窩のリン

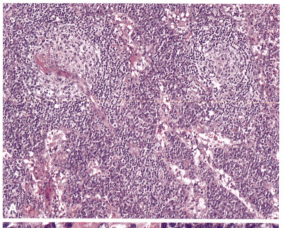

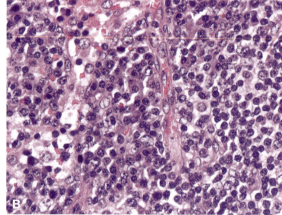

図3 リンパ節生検
A: HE染色(×100).
   リンパ節構造は保たれている.
B: HE染色(×400).
   細胞異形のない形質細胞が多数浸潤している.

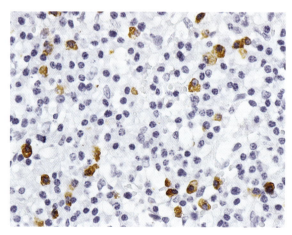

図4 リンパ節生検
IgG4染色(×400).
IgG4陽性細胞の浸潤を認めるがIgG4/IgG比は40％以下である.

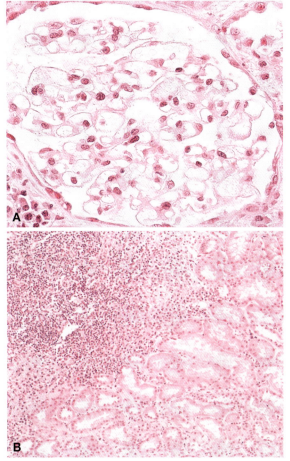

図5 ● 腎生検
A: HE 染色(×400).
　糸球体はほぼ正常である.
B: HE 染色(×100).
　間質性腎炎の所見を認めている.

パ節生検を行った.

　リンパ節の病理所見では,構造はおおむね保たれており,濾胞周囲には細胞異型のない成熟した形質細胞が多数浸潤していた(図3A,B).血管の増生は明らかではなくアミロイドの沈着は認めなかった.免疫グロブリン軽鎖の解析ではκ,λの偏りは見られずリンパ球のモノクローナルな増生は明らかではなかった.IgG4染色では,IgG4陽性形質細胞が散見されたが多い場所でも30/hpf程度であった(図4).以上より,リンパ節の病理所見からは形質細胞型の多中心性キャッスルマン病,IgG4関連疾患,自己免疫性疾患に伴うリンパ節炎が鑑別

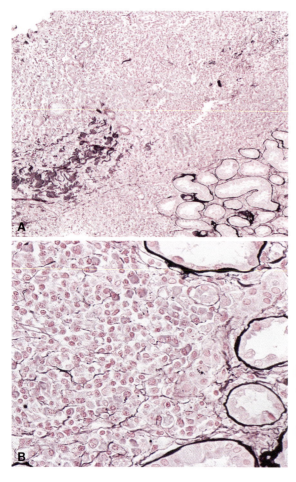

図6 腎生検
A: PAM染色(×100).
腎被膜をこえた病変が認められる.
B: PAM染色(×400).
間質の線維化はほとんど認められない.

に挙げられた.骨髄生検でも悪性リンパ腫を示唆する所見は認められなかった.
　入院中に次第に腎機能が低下し,尿細管障害のマーカーが上昇したため腎生検を行った.糸球体8個には,メサンギウム増殖は認めず,ほぼ正常な糸球体であった(図5A).蛍光抗体法もすべて陰性で,免疫グロブリンや補体の沈着は認めなかった.コンゴレッド染色では,アミロイドは陰性であった.一方で,尿細管間質には,間質性腎炎の所見を認めていた(図5B).病変は斑状に分布しており,正常なところと炎症細胞浸潤が認められる部分の境界は明瞭であった.炎症の一部は腎被膜に及んでおり,被膜外へも炎症が波及していた(図6A).間質の

2. 類縁疾患— CASE 13

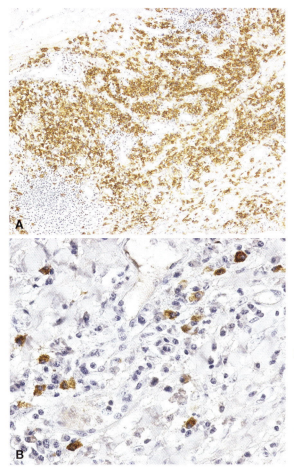

図 7 ● 腎生検
A：CD138 染色（×100）．
被膜の内外にリンパ濾胞を伴って多数の形質細胞浸潤を認める．
B：IgG4 染色（×400）．
40％以下の形質細胞でIgG4 陽性である．

病変の分布や被膜をこえた病変は IgG4 関連尿細管間質性腎炎と共通する所見であった．間質の浸潤細胞は，リンパ球と形質細胞が中心であった．好中球や好酸球の浸潤は認めず，肉芽形成や血管炎の所見も認められなかった．間質の線維化は非常に軽度であり，IgG4 関連疾患に認められるような花むしろ状の線維化 (storiform fibrosis) は認められなかった（図 6B）．IgG4 免疫染色では，IgG4+ 細胞 18/hpf，IgG4/CD138 比 13％で IgG4 陽性細胞の浸潤は認めているものの IgG4 陽性形質細胞の比率は IgG4 関連疾患とは異なり低かった（図 7A，B）．

以上の所見より，IgG4 関連疾患に類似している多中心性キャッスルマン病と

診断し，エンテカビルによる B 型肝炎の治療開始後，PSL 30mg(0.6mg/kg/day)の投与を開始した．約 1 カ月半の治療で CRP が 10 を切るようになったためトシリズマブを追加．CRP が陰性化したため PSL を漸減したところ，PSL 4mg に減らしたところで再燃したため，PSL 10mg に増量した．しかし，効果に乏しく，mPSL 500mg のパルス療法を 2 回行うも CRP 10 以上が持続し徐々に貧血が進行した．そこで，トシリズマブを毎週投与に増量したが効果はなく，リツキシマブ 500mg/week の投与を 4 週間行った．しかし，CRP 15〜20 が持続したためシクロホスファミドパルス療法を 2 クール追加．それでも効果がないため，PSL 15mg に併用でトシリズマブを再開したところ CRP は徐々に陰性化し，PSL 漸減が可能となった．その後，トシリズマブ再開後 3 年が経過し，PSL 6mg まで減量可能であり，貧血は消失し炎症反応もなく寛解状態を維持することが可能であった．

病理医からのコメント

　リンパ節にも腎臓にも多数の IgG4 陽性形質細胞が浸潤しており，血清の IgG4 濃度高値と合わせると IgG4 関連疾患と誤診されうる症例である．しかしながら，注意深く評価すれば，各臓器における IgG4/IgG 比はいずれも 40％以下であるのみならず，かなり低い値であり，病理学的にも鑑別可能な症例である．ただし，IgG4 関連疾患でもすでにステロイドによる治療が開始された後に生検された場合，IgG4 陽性形質細胞数や IgG4/IgG 比は評価できなくなる場合があり，注意が必要である．また，キャッスルマン病では IgG4 関連疾患で見られるような花むしろ状の線維化は通常見られず，浸潤細胞も成熟リンパ球・形質細胞がシート状に分布する傾向があり，両疾患が鑑別になる際には鑑別に有用である．

放射線科医からのコメント

　本例で認められた左腎盂尿管病変や骨盤内の腫瘤は，IgG4 関連疾患の腎盂尿管病変や骨盤内後腹膜線維症に類似した所見を呈していたが，骨盤内病変が IgG4 関連疾患で見られるものより不整形であったことや神経孔内にも進展する

ような所見が見られた点や，リンパ節腫大が非常に目立った点がIgG4関連疾患よりは悪性リンパ腫や多中心性キャッスルマン病を考えさせる症例であった．

　全身リンパ節腫大が目立つ症例や臨床的に合致しない点があるような症例では，IgG4関連疾患を不用意に鑑別に挙げるべきではない．また今回の症例のように一見IgG4関連疾患に類似する所見を呈するような症例でも，周囲浸潤傾向が強いなど，少しでも違和感を感じるような所見を呈した場合には，必ず臨床情報とのすり合わせを行い，慎重に診断にあたるべきである．

内科医からのコメント

　本例は，高熱での発症や高度の炎症所見の存在など，臨床的には明らかにIgG4関連疾患とは異なる症例であった[1]．しかしながら，骨盤内に広がる後腹膜線維症やそれによる水腎症を認めており，画像所見からはIgG4関連疾患も疑われる所見である．このような症例を診た場合，CRPが持続的に高値となるIgG4関連疾患はないということを念頭に置いて診断を進める．また，本症例のようにIgMの高値を認めること，貧血や低アルブミン血症，血小板増多を認めることは，IgG4関連疾患とMCDの鑑別に有用であると報告されており[2]，これらの所見も診断に有用であった．さらに，最も重要な鑑別点はステロイドに対する反応性であり，本症例のようなきわめて難治性のIgG4関連疾患は，存在しないと考えて診断を進めるべきである．

● 文献 ●

1) Zoshima T, Yamada K, Hara S, et al. Multicentric Castleman Disease With Tubulointerstitial Nephritis Mimicking IgG4-related Disease: Two Case Reports. Am J Surg Pathol. 2016; 40: 495-501.
2) 佐藤康晴, 吉野　正. リンパ節からみた鑑別診断(Castleman病を中心に). In: 川　茂幸, 他編. IgG4関連疾患—実践的臨床から病因へ. 金沢: 前田書店; 2015; p.47-50.

〈川野充弘, 全　陽, 井上　大, 吉田耕太郎〉

CASE 14
嗄声で発症した頸部腫瘤の1例

> Point
> - Rosai-Dorfman 病は様々な部位に腫瘤形成性の病変を形成するため，IgG4 関連疾患の鑑別疾患となる．
> - 炎症細胞浸潤や線維化を背景に IgG4 陽性細胞が散見され，組織像が類似することがある．
> - Rosai-Dorfman 病の診断には特徴的な形態を示すマクロファージの同定が重要である．

症例　82歳 女性

▶ **臨床経過**

3カ月前に嗄声を主訴に近医を受診された．左頸部の甲状軟骨上に可動性不良，弾性硬の腫瘤を認め，喉頭内視鏡検査では左声帯が腫瘤により圧排されていた．悪性腫瘍が疑われ，当院紹介受診となった．

▶ **検査成績**

高血糖(125mg/dL)とサイログロブリンの上昇(60.34ng/mL)以外に特記事項はなく，腫瘍マーカーの上昇はない．IgG と IgG4 は測定されていない．

▶ **画像所見**

CT では，甲状腺左葉の上方に 27mm 大の軟部腫瘤が見られた(図1)．腫瘤は，左甲状軟骨に浸潤してそれをこえるように発育し，左披裂喉頭蓋襞，左梨状窩，左声帯，輪状軟骨への浸潤も疑われた．発育様式からは悪性腫瘍が疑われ，甲状腺との境界が不鮮明であり，甲状腺癌が鑑別に挙げられた．MRI では ADC 値の低下と拡散強調画像で拡散制限を認めた．PET では，腫瘤部に一致して SUVmax 15.9 の FDG の集積を認め，また，周囲のリンパ節にも淡い集積を伴っていた(図2)．他臓器には特記すべき異常は認めない．

2. 類縁疾患— CASE 14

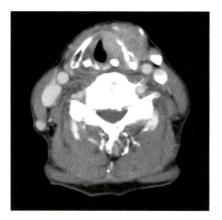

図1 ● 頸部腫瘤の CT 所見

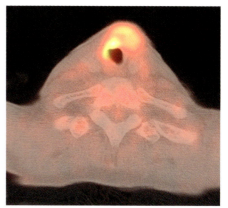

図2 ● 頸部腫瘤の PET/CT

▶病理所見

　甲状腺外に突出する腫瘤が生検された．組織学的には強い炎症細胞浸潤と線維化からなる病変で，浸潤する細胞はリンパ球と形質細胞が主体であった（図3）．また，ところどころで好中球の浸潤も認められた（図4）．線維化のパターンは硝子化した膠原線維が介在しており，典型的な IgG4 関連疾患とは異なるものの，部分的に花むしろ状とも解釈できる変化が見られた（図5）．閉塞性静脈炎は見られない．また，病変内には，淡い細胞質を有する大型の細胞が散見され，ところ

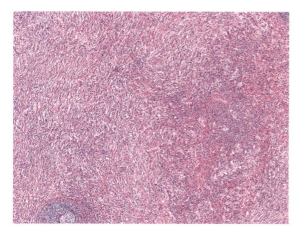

図3 ● 生検組織の病理像
弱拡大では腫瘤が炎症細胞浸潤と線維化から構成されていることがわかる．

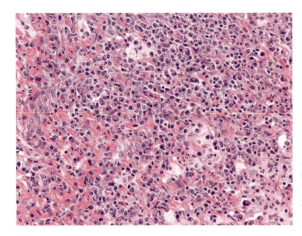

図4
浸潤細胞にはリンパ球と形質細胞が主体で，一部で好中球を伴う．また，淡い細胞質を有する大型の組織球が介在している．

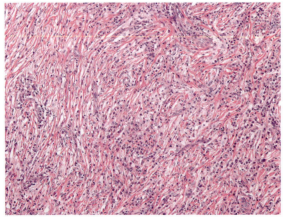

図5
部分的に花むしろ状の線維化を見る．

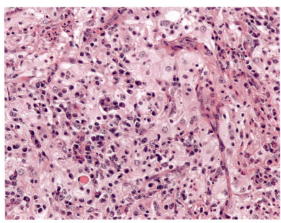

図6
淡い細胞質を有する組織球の集簇が見られる．

2. 類縁疾患― CASE 14

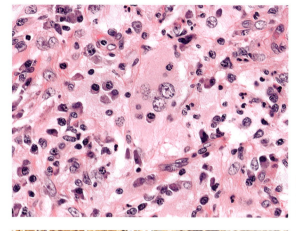

図7
淡い細胞質を有する組織球はemperipolesisを示す.

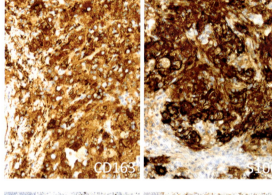

図8
図6で見られた細胞はCD163陽性,S100陽性である.

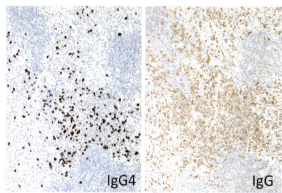

図9
IgG4陽性細胞は散在性に見られるが,IgG4/IgG陽性細胞比は低い.

どころで集簇していた(図6).それらの細胞質内にはリンパ球が取り込まれており emperipolesis の所見と考えられた(図7).免疫染色を行うと,これらの細胞は CD68 陰性,CD163 陽性,S100 陽性だった(図8).IgG4 陽性細胞は散在性に見られたが,びまん性の浸潤はなく,IgG4/IgG 陽性細胞比は 10%以下だった(図9).これらの組織所見から Rosai-Dorfman 病と診断された.

病理医からのコメント

　Rosai-Dorfman 病はリンパ節や節外臓器に腫瘤形成を示す病態で,節外病変は特に頭頸部に多く発生する.現在のところ,組織球の増殖性疾患と考えられている.自然消退する症例が多いことからは腫瘍性ではなく,反応性変化が疑われているが,その病因は特定されていない.組織学的にはリンパ球や形質細胞を含む密な炎症細胞浸潤と線維化を背景に,淡い細胞質を有する大型の組織球の集簇が見られる.この特徴的な細胞は,細胞質内にリンパ球や他の炎症細胞浸潤を取り込み,emperipolesis と呼ばれる.この組織学的変化は本疾患に特徴的で,診断的価値も高い.免疫染色では CD68 や CD163 などの組織球マーカーに加えて,S100 が陽性となる.

　Rosai-Dorfman 病と IgG4 関連疾患との関連性についてはいくつかの報告があるが,現在のところこれらは別の疾患で,病態に overlap はないと考えられている[1,2].ただし,Rosai-Dorfman 病では IgG4 陽性細胞の浸潤を伴うことから,病理学的にはしばしば鑑別疾患に挙げられる.上述の特徴的な細胞が HE 染色で明確でなくても,頭頸部の原因不明の腫瘤形成性病変で,多数の炎症細胞浸潤を伴う場合は,S100 染色を併用して Rosai-Dorfman 病を否定する必要がある.小さい検体で特徴的な細胞が確認できないような症例では,IgG4 関連疾患と誤って診断されるリスクがある病変であり,頭頸部の強い炎症を伴う腫瘤性病変の診断の際には注意が必要である.Rosai-Dorfman 病は稀な疾患なので,診断時にこの疾患を疑えるか否かがポイントとなる.

放射線科医からのコメント

　本例では,甲状腺からその周囲の腫瘤形成性病変であり,IgG4 関連疾患は特

に疑われない．たとえ病理学的にIgG4関連疾患が鑑別に挙げられたとしても，画像所見が合致しないことは伝える必要があるだろう．

内科医からのコメント

　頭頸部の腫瘤形成性の炎症性病変に対してはIgG4関連疾患が鑑別疾患に挙げられるが，Rosai-Dorfman病も考慮すべき疾患である．いずれも頭頸部に発生することがあるが，部位にやや違いがある．IgG4関連疾患では唾液腺や涙腺などの腺組織に好発するが，Rosai-Dorfman病は鼻腔，副鼻腔などが好発部位である．また，Rosai-Dorfman病は眼窩に発生することもあり，そのような症例では部位のみからIgG4関連疾患と区別するのは難しくなる．この2つの疾患は，臨床的にもある程度鑑別可能と思われるが，明確に区別するためには組織診断が必要である．

● 文献 ●

1) Menon MP, Evbuomwan MO, Rosai J, et al. A subset of Rosai-Dorfman disease cases show increased IgG4-positive plasma cells: another red herring or a true association with IgG4-related disease? Histopathology. 2014; 64: 455-9.
2) Liu L, Perry AM, Cao W, et al. Relationship between Rosai-Dorfman disease and IgG4-related disease: study of 32 cases. Am J Clin Pathol. 2013; 140: 395-402.

〈全　陽〉

CASE 15

腸間膜腫瘤の1例

> Point
> - 腸間膜炎は腫瘤形成を示す原因不明の疾患である．
> - IgG4関連の腸間膜炎の報告があるが，IgG4関連疾患が真に腸間膜炎をきたすのかはさらなる検討が必要である．
> - 腸間膜炎ではIgG4関連疾患と類似の組織像を示すことがあるため，その診断には注意が必要である．

症例　76歳 男性

▶ **臨床経過**

2年前から大腸ポリープで経過観察されていた．フォローアップで来院された際，下腹部痛の訴えがあり，CTを施行したところ腸間膜から膵臓にかかる腫瘤を指摘され精査となった．

▶ **検査成績**

貧血(Hb 12.3g/dL)，高血糖(121mg/dL)，CRP上昇(0.9mg/dL)が見られた．IgG 1,450mg/dL，IgG4 63.5mg/dLと免疫グロブリンに上昇は見られず，抗核抗体は陰性だった．CEA，CA19-9，DUPAN2の腫瘍マーカーはいずれも陰性で，sIL-2Rが783U/mLと上昇していた．

▶ **画像所見**

上腸間膜動脈近位部を主座として，長径46mm大の充実性腫瘤が見られ，圧排性に膵臓と接していた(図1)．門脈本幹，上腸間膜静脈，脾静脈は高度に狭窄していたが，上腸間膜動脈に狭窄はなく，分枝の描出も保たれていた．造影では，動脈相から平衡相にかけて比較的均一な濃染が見られた(図1)．MRIのT1強調像では低信号，脂肪抑制T2強調像および拡散強調像では辺縁は比較的明瞭な高信号，内部は相対的に不均一な低信号を呈した．PETではSUVmax 5.48のFDGの集積を認めた．これらの画像所見からは悪性リンパ腫，IgG4関連疾患，

2. 類縁疾患— CASE 15

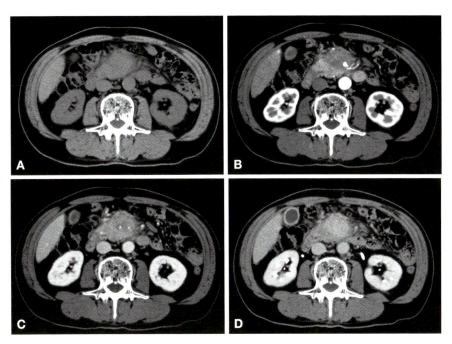

図1 ● 腹部 CT
A：単純CT，B：造影動脈相，C：造影門脈相，D：造影平衡相．腸間膜に充実性腫瘤の形成が見られ，膵臓を圧排している．造影では，動脈相から平衡相にかけて比較的均一な濃染が見られた．

腸間膜炎，デスモイドが鑑別に挙げられた．

▶ **病理所見**

　診断目的に，腹腔鏡下腫瘍生検が施行された．組織学的に腫瘍は硬化性炎症から構成され，多数の炎症細胞浸潤と線維化が認められた(図2)．浸潤細胞はリンパ球と形質細胞が主体で，好酸球や好中球は目立たなかった(図3)．部位により炎症の程度に差があり，炎症が目立たない領域では線維化が主体で，花むしろ状の線維化も見られた(図4)．また，弾性線維染色を行うと，閉塞性静脈炎が見られた(図5)．ただし，典型的な閉塞性静脈炎に比較して炎症が軽かった．免疫染色では，浸潤細胞にはB細胞とT細胞が同程度に混在していた．In situ hybridizationでは，κ鎖陽性細胞とλ鎖陽性細胞が混在しており，clonalityは認めなかった．IgG4免疫染色では，IgG4陽性細胞は散在性に見られ，多いとこ

Ⅱ．症例編

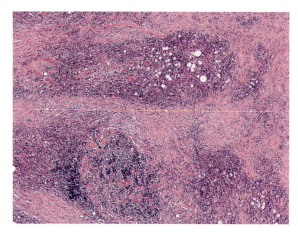

図2● 生検材料の病理所見
腫瘤は炎症細胞浸潤と線維化から構成され，腫瘍性変化は見られない．

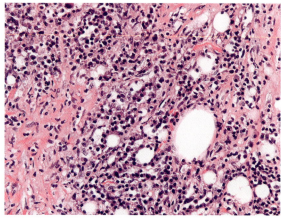

図3●
浸潤細胞はリンパ球と形質細胞が主体である．

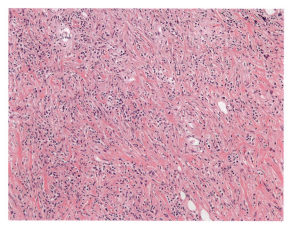

図4●
線維化の強い部位では，花むしろ状線維化が見られる．

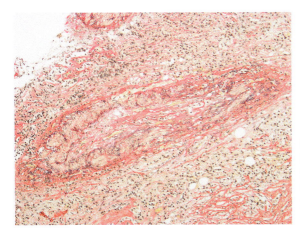

図5
Elastica van Gieson染色で閉塞性静脈炎として矛盾しない静脈の閉塞像が見られるが，典型的な閉塞性静脈炎よりも炎症が軽い．

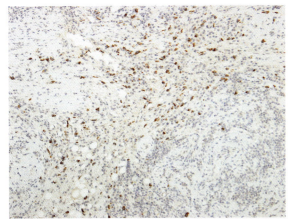

図6
IgG4陽性細胞は多いところでは集簇性に認められる．

ろでは強拡大1視野に56個認めたが(図6)，びまん性の分布ではなかった(図7)．また，IgG4/IgG陽性細胞比は33％とIgG4関連疾患の基準である40％を満たさなかった(図8)．これらの結果から，組織像の一部はIgG4関連疾患と類似するものの，IgG4関連疾患とは言えず，特発性の腸間膜炎と診断された．

▶ その後の経過

生検後は無治療で経過観察となった．生検後も残存していた腸間膜腫瘤は，6カ月後の画像検査では腫瘤は自然消退していた．その後，2年間の経過で再発は認めていない．また，他臓器を含めIgG4関連疾患を示唆する病変の発生もない．

Ⅱ．症例編

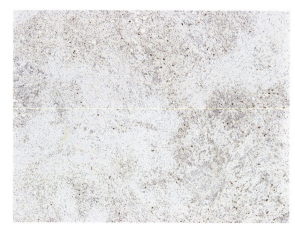

図7
弱拡大で見るとIgG4陽性細胞の浸潤はびまん性でないことがわかる．

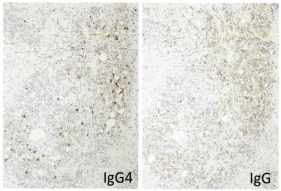

図8
IgG4/IgG陽性細胞比は40％以下である．

病理医からのコメント

　本例はHE染色では，リンパ球・形質細胞浸潤，閉塞性静脈炎，花むしろ状の線維化が見られ，IgG4関連疾患の可能性も考えられた．免疫染色でもIgG4陽性細胞は比較的多く認めたものの，最終的にIgG4関連疾患ではないと判断された．その根拠は，IgG4陽性細胞の分布がびまん性でないこと，またIgG4/IgG陽性細胞比が40％以下であることである．IgG4関連疾患ではIgG4陽性細胞は病変内にびまん性に見られ，IgG4/IgG細胞比が40％をこえ，典型的には70％以上である．つまり，本例ではIgG4陽性細胞の浸潤の程度が少なすぎるわけである．

放射線科医からのコメント

 本例では画像所見からは，悪性リンパ腫，IgG4関連疾患，腸間膜炎，デスモイドなどが鑑別に挙げられた．これらの鑑別を病変部の画像所見のみで判断することは困難である．こういった症例で，IgG4関連疾患を疑わせる所見として，他臓器病変の存在が挙げられる．そのため，全身を画像で検索し，臨床的に疑われていない臓器にもIgG4関連疾患を示唆する病変がないか確認することが必要である．また，IgG4関連疾患が鑑別に挙がる場合は，IgG4の測定を臨床医に依頼する必要がある．

 ## 内科医からのコメント

 本例は，IgG4関連疾患としては非典型的な部位(腸間膜)に腫瘤を形成していた．他臓器病変はなく，血清IgG4は正常で，臨床像からはIgG4関連疾患は特に疑われない．しかし，生検で硬化性炎症が見られ，IgG4関連疾患が鑑別に挙げられた．このようなIgG4関連疾患としては非典型的な部位に発生した腫瘤形成性の病態を，これまでIgG4関連疾患として報告されているものもあるが，そういった症例が真にIgG4関連疾患であるのかは今後の検討が必要である．実際，IgG4関連腸間膜炎としてこれまで報告されている症例でも，IgG4関連疾患の4つの特徴である，血清IgG4上昇，病理所見，他臓器病変，ステロイド反応性のすべてを満たした症例は1例もない[1]．つまり，非典型的な部位に生じた腫瘤形成性の病態では，病理所見が少なからずIgG4関連疾患と類似していても，IgG4関連とするかどうかは臨床像や画像所見，また経過を含め慎重に判断する必要がある．

● 文献 ●
1) Avincsal MO, Otani K, Kanzawa M, et al. Sclerosing mesenteritis: A real manifestation or histological mimic of IgG4-related disease? Pathol Int. 2016; 66: 158-63.

〈全　陽〉

CASE 16

IgG4 高値を示した形質細胞型キャッスルマン病の1例

> **Point**
> - リンパ節は IgG4 関連疾患の好発臓器であるが，他の炎症性疾患においても類似した病理像をしばしば示すことがあり，その代表例がキャッスルマン病である．
> - 両者の鑑別診断には病理所見のみならず，臨床検査データも重要である．
> - 特にリンパ節単独病変では，病理学的に IgG4 関連疾患の診断基準を満たしても安易に確定診断すべきではない．

症例　62歳 男性

▶ **病歴**

　約 10 年前に血尿を指摘されたため，精査されるも異常は認められなかった．しかしながら，それ以降も検診にて尿潜血が続いていた．1 年前に人間ドックで，高ガンマグロブリン血症，CRP 高値，尿蛋白，尿潜血を認めたため受診となった．FDG-PET 検査にて，全身リンパ節と両肺に異常集積が認められた．確定診断のためリンパ節生検と腎生検が行われ，血清 IgG4 高値（表 1）ならびに病理学的に多数の IgG4 陽性細胞の浸潤が認められたことから，IgG4 関連疾患と診断された．IgG4 関連疾患として，PSL 30mg/day の内服加療が開始されるも治療反応性が乏しいため病理コンサルトとなった．

▶ **病理所見**

　リンパ節は，濾胞間の拡大と一部胚中心の萎縮が認められる（図 1）．濾胞間には成熟した形質細胞がシート状に増生している（図 2）．また，ヘモジデリン沈着も目立っている（図 3）．免疫染色では，浸潤している形質細胞の多くが IgG4 に陽性を示しており，IgG4/IgG 陽性細胞比も 70％をこえている（図 4）．しかしながら浸潤している形質細胞の多くは IL-6 にも陽性を示している（図 5）．

　腎生検では，間質を主体に成熟した形質細胞の増生を認める（図 6, 7）．リン

表1 ● 入院時の検査データ

	Value	Normal range
Urinalysis		
Protein	+	−
Occult blood	2+	−
Sugar	−	−
G. cast	−	−
Blood count		
White blood cells (/μL)	8,480	3,300-8,800
Eo (%)	3.6	0-6
RBC (/μL)	396	430-550
Hb (g/dL)	11.6	13.5-17.0
Plt (/μL)	27.5	13.0-35.0
Serum chemistry		
BUN (mg/dL)	15	8-22
Cr (mg/dL)	0.86	0.60-1.00
UA (mg/dL)	5.7	3.6-7.0
Na (mEq/L)	140	135-149
K (mEq/L)	4.2	3.5-4.9
Cl (mEq/L)	104	96-108
ALP (IU/L)	286	115-359
γGTP (IU/L)	45	10-47
AST (IU/L)	30	13-33
ALT (IU/L)	50	8-42
LDH (IU/L)	183	119-229
TP (g/dL)	14.8	6.7-8.3
Alb (g/dL)	1.9	4.0-5.0
Immunological findings		
CRP (mg/dL)	9.3	0.0-0.3
IgG (mg/dL)	8,198	870-1,700
IgG4 (mg/dL)	3,360	<135
IgA (mg/dL)	593	110-410
IgM (mg/dL)	311	33-190
IgE (IU/mL)	1,750	<250
IL-6 (pg/mL)	38	<4.0

Ⅱ．症例編

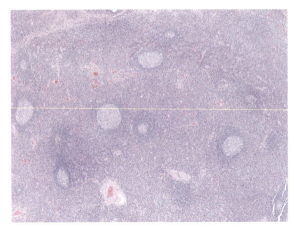

図1 ● リンパ節生検
（HE染色，弱拡大）
正常から萎縮した胚中心と濾胞間の拡大を認める．

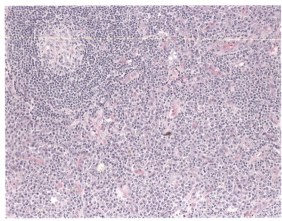

図2 ● リンパ節生検
（HE染色，中拡大）
拡大した濾胞間には形質細胞のシート状増生を認める．

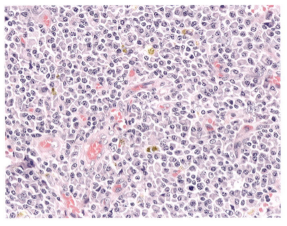

図3 ● リンパ節生検
（HE染色，強拡大）
浸潤している形質細胞は成熟型で，ヘモジデリンの沈着も目立っている．これらの所見はIgG4関連疾患よりもキャッスルマン病を支持する所見である．

2. 類縁疾患— CASE 16

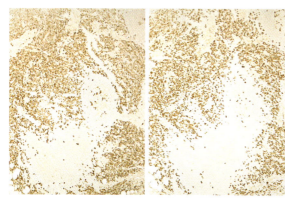

図4 ● リンパ節生検
(免疫染色, 弱拡大, 左: IgG, 右: IgG4)
浸潤している形質細胞の多くがIgG4に陽性であり, IgG4/IgG陽性細胞比も70%をこえていた.

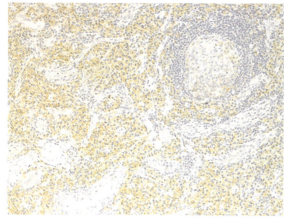

図5 ● リンパ節生検
(IL-6免疫染色, 中拡大)
浸潤している形質細胞と胚中心はIL-6に陽性所見を示している. この所見はIgG4関連疾患との鑑別に有用である.

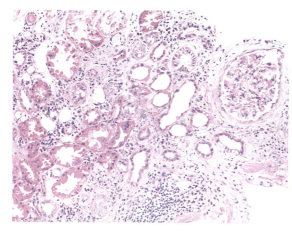

図6 ● 腎生検
(HE染色, 中拡大)
単核球を主体とした間質性炎症細胞浸潤を認める.

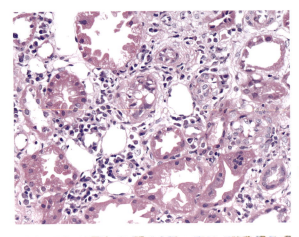

図7 ● 腎生検
(HE染色,強拡大)
浸潤している炎症細胞の多くは成熟型の形質細胞である.

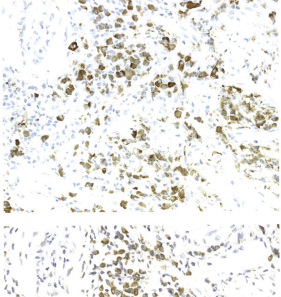

図8 ● 腎生検
(IgG4免疫染色,強拡大)
浸潤している形質細胞の多くはIgG4に陽性を示しており,IgG4/IgG陽性細胞比も60%をこえていた.

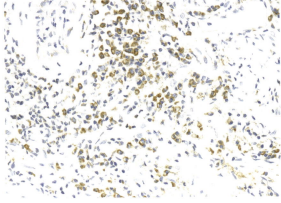

図9 ● 腎生検
(IL-6免疫染色,強拡大)
浸潤している形質細胞の多くはIL-6に陽性を示していた.

パ節と同様に浸潤している形質細胞の多くは IgG4 に陽性を示しているが（図 8），IL-6 にも陽性を示している（図 9）．

以上の所見ならびに臨床検査データから，形質細胞型キャッスルマン病と診断された．

▶ 臨床経過

ステロイド内服を継続するも，血清免疫グロブリンや CRP の低下は軽度であり，さらにステロイドの減量を行うと再上昇するため，トシリズマブの投与となった．トシリズマブ投与後は症状は改善し CRP も陰性化した．

病理医からのコメント

形質細胞型キャッスルマン病では，しばしば病変部に多数の IgG4 陽性細胞の浸潤や血清 IgG4 の上昇を伴うことがある．特に肺，リンパ節，腎臓，皮膚などは形質細胞型キャッスルマン病の好発臓器であるため診断には注意を要する．

通常，IgA，IgM の上昇や CRP 高値は IgG4 関連疾患では認められないため，鑑別の指標として重要である．

病変部でのヘモジデリン沈着は形質細胞型キャッスルマン病で高頻度で認められる所見であり（IgG4 関連疾患では認められない），形態学的鑑別の指標となる．また，IL-6 の免疫染色は形質細胞型キャッスルマン病など，IL-6 に関連した病態との鑑別に有用である．

【本症例で画像および病理学的に鑑別が必要な疾患】
IgG4 関連疾患/悪性リンパ腫/自己免疫性疾患

〈佐藤康晴〉

CASE 17

IgG4高値を示した肺キャッスルマン病の1例

Point
- 肺はIgG4関連疾患の好発臓器であるが，形質細胞型キャッスルマン病もしばしば肺に病変を形成し，血清IgG4上昇や病変部に多数のIgG4陽性細胞の浸潤を伴うことがある．
- リンパ節のキャッスルマン病と同様に臨床検査データも含めて鑑別診断することが重要である．

症例 47歳 女性

▶病歴

3年前に頸部および背部に紅色～褐色皮疹が出現したため皮膚科を受診した．生検にて多数のIgG4陽性細胞の浸潤と血清IgG4値の上昇(612mg/dL)からIgG4関連疾患と診断された．IgG4関連疾患の診断にて，PSL 30mg/dLを開始されるも皮膚病変は変化なく，その後は経過観察されていた．最近になり体動時に軽度呼吸困難が出現したため，精査目的のため内科紹介となった．血液検査では，高ガンマグロブリン血症，CRP高値などが認められた(表1)．胸部CTでは，両肺野びまん性に結節を伴うすりガラス陰影と縦隔リンパ節腫大が認められた．診断確定のために気管支鏡下の肺生検が行われたが診断に至らなかったため，肺病変と縦隔リンパ節の胸腔鏡下による外科的生検が行われた．

▶病理所見

肺は，気管支血管束の周囲に線維化を認め，その線維化を取り囲むようにリンパ球と形質細胞の浸潤を認める(図1)．気管支上皮や血管壁への炎症細胞の浸潤は認められない．浸潤している形質細胞の多くは成熟型である(図2)．免疫染色では浸潤しているほとんどの形質細胞はIgG4に陽性を示しており(図3)，IgG4/IgG陽性細胞比も60％をこえていた．また，浸潤している形質細胞のほとんどがIL-6に陽性を示している(図4)．

表1 ● 入院時の検査データ

	Value	Normal range
Urinalysis		
Protein	+	−
Occult blood	2+	−
Sugar	−	−
G. cast	−	−
Blood count		
White blood cells (/μL)	10,400	3,300-8,800
Eo (%)	0.0	0-6
RBC (/μL)	447	430-550
Hb (g/dL)	13.9	13.5-17.0
Plt (/μL)	29.9	13.0-35.0
Serum chemistry		
BUN (mg/dL)	16	8-22
Cr (mg/dL)	0.75	0.60-1.00
UA (mg/dL)	6.8	3.6-7.0
Na (mEq/L)	134	135-149
K (mEq/L)	4.7	3.5-4.9
Cl (mEq/L)	99	96-108
ALP (IU/L)	242	115-359
γGTP (IU/L)	26	10-47
AST (IU/L)	21	13-33
ALT (IU/L)	20	8-42
LDH (IU/L)	192	119-229
Alb (g/dL)	2.3	4.0-5.0
Immunological findings		
CRP (mg/dL)	3.3	0.0-0.3
IgG (mg/dL)	4,198	870-1,700
IgG4 (mg/dL)	960	<135
IgA (mg/dL)	522	110-410
IgM (mg/dL)	342	33-190
IgE (IU/mL)	2,050	<250
CH50 (U/mL)	42	32-47
C3 (mg/dL)	103	65-135
C4 (mg/dL)	25	13-35
KL-6 (U/mL)	656	<500
IL-6 (pg/mL)	27	<4.0

Ⅱ．症例編

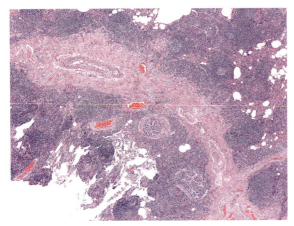

**図1● 肺生検
（HE染色，弱拡大）**
気管血管束周囲には線維化を認め，その周囲には多数のリンパ形質細胞浸潤を認める．一部に萎縮した胚中心も認められる．

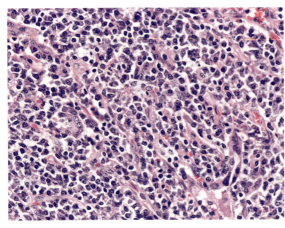

**図2● 肺生検
（HE染色，強拡大）**
浸潤している細胞は成熟型の形質細胞が主体で小リンパ球が混在している．

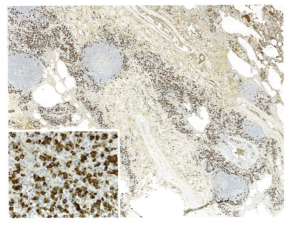

**図3● 肺生検
（IgG4免疫染色，弱拡大）**
浸潤している形質細胞のほとんどがIgG4に陽性を示している．IgG4/IgG陽性細胞比も60％をこえていた．

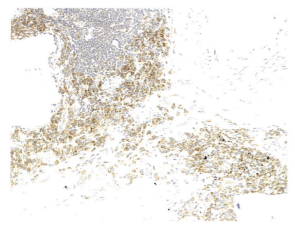

図4 ● 肺生検
(IL-6 免疫染色,中拡大)
浸潤している形質細胞のほとんどが IL-6 に陽性を示している.

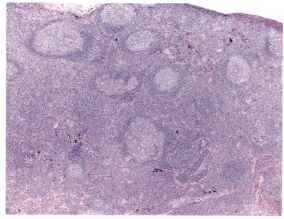

図5 ● 縦隔リンパ節生検
(HE 染色,弱拡大)
リンパ濾胞の過形成と濾胞間の拡大を認める.

縦隔リンパ節は,胚中心の増生と濾胞間の拡大を認め(図5),濾胞間には成熟した形質細胞がシート状に増生している(図6).免疫染色では,浸潤している形質細胞の多くが IgG4 に陽性を示していた(図7).

病理学的には IgG4 関連疾患の診断基準を満たしているが,上記病理学的所見と臨床検査データ(表1)から形質細胞型キャッスルマン病と診断された.

▶臨床経過

PSL 40mg/dL で治療を開始するも症状は軽快せず,臨床検査データの改善もみられなかったため,トシリズマブの投与(8mg/kg)が開始された.トシリズマブ投与開始後,症状は改善し,血清免疫グロブリンの低下と CRP が陰性化した.

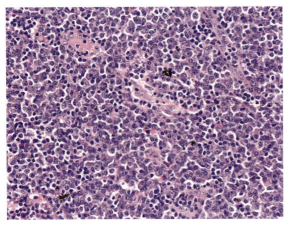

図6 縦隔リンパ節生検（HE染色，強拡大）
濾胞間には成熟型の形質細胞がシート状に増生しており，小リンパ球が混在している．

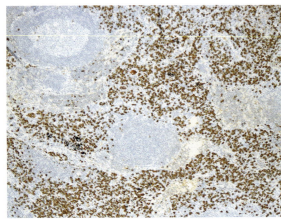

図7 縦隔リンパ節生検（IgG4免疫染色，中拡大）
浸潤している形質細胞の多くがIgG4に陽性を示している．

病理医からのコメント

　今回の症例は，肺，皮膚およびリンパ節に病変を形成した形質細胞型キャッスルマン病である．これらの臓器は前項でも述べたように形質細胞型キャッスルマン病の好発臓器である．IgG4関連肺疾患は，涙腺・唾液腺，膵胆道系，後腹膜などの他臓器のIgG4関連疾患を合併していることがほとんどで，このような非典型的な病変分布は他の疾患を疑う根拠となる．

　今回の症例も病理学的および血清学的にIgG4関連疾患の診断基準を満たしていたが，持続的なCRP高値やIgAやIgMの高値も認められた．これらの所見

はIgG4関連疾患を否定し得る十分な根拠である．これらの所見が認められた場合は，IL-6の免疫染色などを行い十分な鑑別診断を行うことが重要である．また，本例では気管支血管束周囲に線維化が認められたが，この所見はしばしば形質細胞型キャッスルマン病の肺病変で認められる所見である．

【本症例で画像および病理学的に鑑別が必要な疾患】
　IgG4関連疾患／MALTリンパ腫／反応性リンパ組織増生

〈佐藤康晴〉

CASE 18

IgG4 関連疾患との鑑別を要した涙腺 MALT リンパ腫の 1 例

> **Point**
> - 涙腺は IgG4 関連疾患の好発臓器の 1 つであるが，悪性リンパ腫，特に MALT リンパ腫の好発臓器である．
> - 近年，涙腺 MALT リンパ腫で多数の非腫瘍性 IgG4 陽性細胞を伴う症例が報告されており，IgG4 関連疾患とリンパ腫との関連性が指摘されている．
> - しかしながら，今回のように IgG4 陽性細胞そのものがリンパ腫細胞である例も存在するので注意する必要がある．

症例　55 歳 男性

▶ 病歴

　約 1 年半前に右上眼瞼の腫脹を繰り返すために近医を受診した．MRI を施行され右涙腺部の腫瘤を指摘された．その後，全身精査を行われるも明らかな異常や腫瘤の変化は見られなかったため経過観察されていた．

　最近になり右上眼瞼の腫脹が気になるようになったため MRI を施行したところ，腫瘤の増大傾向が認められたため紹介となった（図 1）．病変の確定診断の目的で切除生検が施行された．

▶ 病理所見

　軽度の線維化とともにリンパ濾胞を伴うリンパ組織増生を認める（図 2）．リンパ濾胞には胚中心が形成され，その周囲には線維化を伴っている（図 3）．線維化の部分には形質細胞を主体とした単核球と好酸球の浸潤を認める（図 4）．浸潤している形質細胞の多くは成熟型で，目立った異型性は認められない（図 5）．免疫染色では浸潤している形質細胞の多くが IgG4 に陽性を示し（図 6），組織学的には IgG4 関連疾患を疑う所見であった．しかしながら免疫グロブリンの κ 鎖と λ 鎖の *in situ* hybridization を行ったところ，IgG4 陽性細胞のほとんどが κ 鎖に

表1 ● 入院時の検査データ

	Value	Normal range
Urinalysis		
Protein	−	−
Occult blood	−	−
Sugar	−	−
G. cast	−	−
Blood count		
White blood cells (/μL)	6,500	3,300-8,800
Eo (%)	1.5	0-6
RBC (/μL)	478	430-550
Hb (g/dL)	15.0	13.5-17.0
Plt (/μL)	18.9	13.0-35.0
Serum chemistry		
UA (mg/dL)	6.7	3.6-7.0
Na (mEq/L)	145	135-149
K (mEq/L)	3.7	3.5-4.9
Cl (mEq/L)	106	96-108
ALP (IU/L)	295	115-359
γGTP (IU/L)	44	10-47
AST (IU/L)	14	13-33
ALT (IU/L)	24	8-42
LDH (IU/L)	163	119-229
TP (g/dL)	7.3	6.7-8.3
Alb (g/dL)	4.8	4.0-5.0
Immunological findings		
CRP (mg/dL)	0.2	0.0-0.3
IgG (mg/dL)	1,048	870-1,700
IgG4 (mg/dL)	122	<135
IgA (mg/dL)	215	110-410
IgM (mg/dL)	42	33-190
Anti-nuclear antibody	<×40	<×40
RF (IU/mL)	11	<20
sIL-2R (U/mL)	448	220-530

Ⅱ．症例編

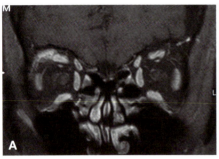
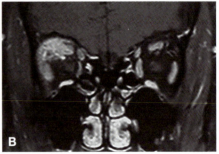

図1 ● MRI 画像
約1年半前（左）に比較して右涙腺部腫瘤の増大傾向（右）を認める．

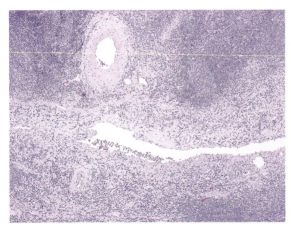

図2 ● 右涙腺生検
（HE 染色，弱拡大）
軽度の線維化とともにリンパ濾胞を伴うリンパ組織増生を認める．

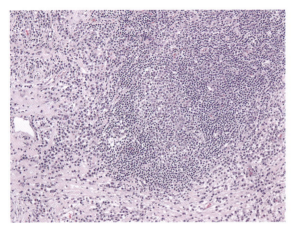

図3 ● 右涙腺生検
（HE 染色，中拡大）
リンパ濾胞には胚中心が形成され，その周囲には硝子化しつつある線維化を認める．

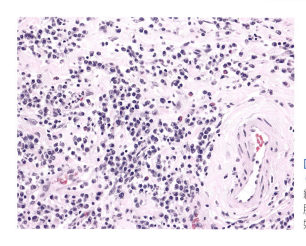

図4● 右涙腺生検
（HE染色, 中拡大）
線維化した部分には, 形質細胞を主体とした単核球浸潤や好酸球の浸潤を認める.

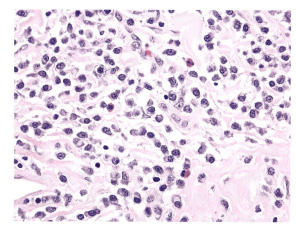

図5● 右涙腺生検
（HE染色, 強拡大）
浸潤している形質細胞は成熟型が主体であり, 目立った異型性は認められない.

陽性であり軽鎖制限を示した（図6）. さらにサザンブロッティング法にて *IgH* 遺伝子の再構成も検出された.

以上の所見から, 本例は IgG4 陽性細胞が腫瘍化した MALT リンパ腫と診断した.

▶ 臨床経過

右涙腺に限局した MALT リンパ腫の診断にて, トータル 30Gy の放射線照射が行われた. 画像上病変部は消失し現在も寛解を維持している.

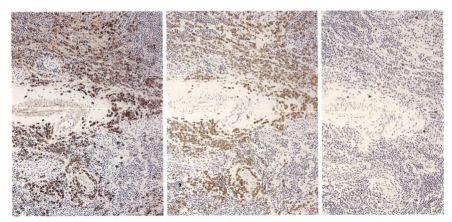

図6● 右涙腺生検（左：IgG4免疫染色，中：κ-ISH，右：λ-ISH，中拡大）
浸潤しているほとんどの形質細胞はIgG4に陽性を示している．さらにこれらIgG4陽性細胞は *in situ* hybridizationにおいて免疫グロブリン軽鎖のκに軽鎖制限を示している．

病理医からのコメント

眼窩領域では，しばしばポリクローナルな（非腫瘍性の）IgG4陽性細胞を伴うMALTリンパ腫が報告されている．しかしながら本例のように稀ながらIgG4陽性細胞そのものが腫瘍化したMALTリンパ腫の症例も経験される．さらに今回の症例は腫瘍細胞に目立った異型性がなく，形態所見のみではリンパ腫の診断は困難である．そのため免疫グロブリンの軽鎖制限の有無を確認することが診断に重要であり，さらに遺伝性再構成の有無など他の検査所見もあわせて総合的に診断することが重要である．

【本症例で画像および病理学的に鑑別が必要な疾患】
　IgG4関連疾患/特発性眼窩炎症

〈佐藤康晴〉

索引

あ行

悪性腫瘍	19, 86
悪性リンパ腫	102, 127
アザチオプリン	19
アレルギー性鼻炎	112
石垣状所見	120
1型自己免疫性膵炎	6, 89
胃の前庭部病変	67
エコー	128
壊死	31, 35
炎症性偽腫瘍	57
炎症性腹部大動脈瘤	11, 99
黄色肉芽腫性炎症	31

か行

外眼筋	71, 120
下垂体	62
家族内発生	20
寛解	74
眼窩下神経	9, 60
眼窩上神経	9, 60
眼窩内病変	70
間質性腎炎	145
肝生検	35
肝臓の腫瘤性病変	53
管内増殖	78
気管支生検	35
キャッスルマン病	136
形質細胞型—	198, 203, 208
多中心性—	17, 142, 153, 176
キュットナー腫瘍	8
空間的多発性	12
グリソン鞘	56
蛍光抗体法	118
形質細胞型キャッスルマン病	198, 203, 208
形質細胞症	163
血小板増多	185
血清 IL-6 濃度	143, 153
血中 IgG4 陰性	129
抗 HHV-8 抗体	178
抗 HIV 抗体	178
高 IgE 血症	4
抗核抗体	4, 76
硬化性胆管炎	6, 57
抗好中球細胞質抗体	5
抗好中球細胞質抗体関連血管炎	17
好酸球性多発血管炎性肉芽腫症	17
好酸球増多	4
口唇小唾液腺生検	96, 124
口唇生検	35
好中球浸潤	31, 35
後腹膜線維症	2, 10, 176, 184
後腹膜病変	153
高分化腺癌	104
コンゴレッド染色	158, 182

さ行

サルコイドーシス	58
三叉神経	71
時間的多発性	12
シクロホスファミドパルス療法	184
自己免疫性肝炎	57
自己免疫性疾患	20
自己免疫性膵炎	2, 37, 99
臨床診断基準 2011	14
1型—	6, 89
視神経炎	70
視神経症	60

疾患特異抗体	76
紫斑	74
紫斑病性腎炎	78
収縮性心膜炎	18
樹状細胞ネットワーク	171
消化管間質腫瘍	67
腎アミロイドーシス	160
腎盂・尿管病変	9
腎盂病変	153
神経周囲病変	71
神経病変	53
人工血管置換術	98
心タンポナーデ	18
腎被膜	157
膵萎縮	8
水腎症	11, 176
膵生検	108, 116, 120
ステロイド	18
ステロイド維持療法	74
ステロイドパルス療法	147, 148, 184
ステントグラフト内挿術	11, 98
生検診断	34
全身性エリテマトーデス	78
造影不良域	115

た行

体重減少	112
大動脈周囲	118
大動脈周囲炎	89
多クローン性高ガンマグロブリン血症を伴う特発性形質細胞性リンパ節症	163
多中心性キャッスルマン病	17, 142, 153, 176
多発血管炎性肉芽腫症	17, 58
多発リンパ節腫大	150
単一臓器病変	122, 129
超音波内視鏡下穿刺生検	35, 116
腸間膜炎	192
低アルブミン血症	185
低補体血症	4, 9, 78
糖尿病	8, 102, 112, 120
動脈周囲炎	10
動脈周囲軟部影	115
トシリズマブ	148, 158, 169, 184

な行

内腸骨動脈瘤	98
肉芽腫	31, 35
二本鎖DNA抗体	78
尿細管間質性腎炎	81, 146, 183
尿細管基底膜	10
尿道病変	129
膿瘍	31

は行

肺癌	83, 84
胚中心進展性異形成	136, 137
肺病変	11
白血球破砕性血管炎	74
発熱	176
花むしろ状線維化	28, 29
皮下結節	105
肥厚性硬膜炎	18
被膜	183
被膜様構造	131
貧血	169, 178, 185
腹部大動脈瘤	97
破裂	100
炎症性—	11, 99
閉塞性静脈炎	28, 29, 168
ヘノッホ・シェーンライン紫斑病	74
ヘモジデリン沈着	198, 203
膀胱癌	67

ま行

膜性腎症	9, 85
ミクリッツ病	2

メサンギウム細胞増殖	157
免疫染色	32

ら行

リウマトイド因子	4
リツキシマブ	19, 184
リンパ球・形質細胞浸潤	28
リンパ節生検	108
涙腺 MALT リンパ腫	210
涙腺生検	102
濾胞辺縁帯リンパ腫	136

B・C

B 型肝炎	184
capsule-like rim	92, 131
Crow-Fukase 症候群	174
CRP	142
CT	37

D・E

diffuse large B cell lymphoma	108
emperipolesis	190
EUS-FNA	35, 116

F・G

Fab-arm exchange	5
FDG-PET	58, 108, 115, 122, 142, 153
^{67}Ga 全身シンチグラフィ	76

I

idiopathic plasmacytic lymphadenopathy with polyclonal hypergammaglobulinemia (IPL)	160
IgA 血管炎	74
IgG4/IgG 比	3, 122, 127
IgG4/IgG 陽性細胞比	33
IgG4-negative IgG4-related disease	131
IgG4-related hepatopathy	57
IgG4 関連眼疾患	8
診断基準	14
IgG4 関連血管病変	10
IgG4 関連呼吸器疾患診断基準	14
IgG4 関連硬化性胆管炎	
臨床診断基準 2012	14
IgG4 関連疾患	2
第 1 回国際シンポジウム	2
第 2 回国際シンポジウム	18
皮膚病変	105
包括診断基準	14
有病率	3
罹患率	3
IgG4 関連腎臓病	9, 112
診断基準	14
IgG4 関連唾液腺炎	8, 122, 128
IgG4 関連ミクリッツ病診断基準	14
IgG4 関連涙腺・唾液腺炎	102, 104
IgG4 免疫染色	32
IgG4 陽性細胞の数	33
IL-6 免疫染色	198, 209

K・L

κ 鎖陽性細胞	104
λ 鎖陽性細胞	104

M

MRI	37
M 蛋白	174, 178

P

PTGC	136
PTGC 型 IgG4 関連リンパ節症	138

R・S

rim 様軟部陰影	109, 115
Rosai-Dorfman 病	186, 190
storiform fibrosis	28

| よくわかる IgG4 関連疾患 | Ⓒ |

| 発　行 | 2017年4月15日　1版1刷 |

編著者　　川野充弘
　　　　　全　　　陽
　　　　　佐藤康晴
　　　　　井上　大

発行者　　株式会社　　中外医学社
　　　　　代表取締役　青木　　滋
　　　　　〒162-0805　東京都新宿区矢来町62
　　　　　電　　話　　(03) 3268-2701（代）
　　　　　振替口座　　00190-1-98814番

印刷・製本／横山印刷㈱　　〈KS・HU〉
ISBN978-4-498-02610-0　Printed in Japan

JCOPY　＜(社)出版者著作権管理機構　委託出版物＞

本書の無断複写は著作権法上での例外を除き禁じられています．複写される場合は，そのつど事前に，(社)出版者著作権管理機構（電話 03-3513-6969，FAX 03-3513-6979，e-mail: info@jcopy.or.jp）の許諾を得てください．